AF641711

Die medizinische Fakultät der Universität Bonn 1818-1918

Ein Beitrag zur Geschichte der Medizin

Von

Dr. med. Karl Schmiz
Privatdozent für Geschichte der Medizin

Gedruckt mit Unterstützung der Fakultät

Bonn 1920
A. Marcus und E. Webers Verlag

Nachdruck verboten!
Alle Rechte vorbehalten.

Carl Georgi, Universitäts-Buchdruckerei in Bonn.

Vorwort.

Diese Arbeit ist auf Veranlassung der medizinischen Fakultät ursprünglich als ein Beitrag zum zweiten Bande der Festschrift zum hundertjährigen Jubiläum der Universität verfasst worden. Die Not unserer Zeit hat es dem Staate unmöglich gemacht, die Mittel für den zweiten Band der Festschrift aufzubringen, so dass er ausfallen musste. Die medizinische Fakultät hat hierauf durch ein pekuniäres Opfer den selbständigen Druck meiner Arbeit ermöglicht. Ich statte ihr an dieser Stelle meinen Dank für ihren Entschluss ab.

Bonn, im Mai 1920.

Carl Schmiz.

Inhalt.

Allgemeine Entwicklung, Männer und Strömungen.

Die medizinische Fakultät zu Bonn bestand bei ihrer Gründung aus drei Männern, den ordentlichen Professoren Harless, der die Klinik vertrat, und Windischmann, der Physiologie lehren sollte; neben ihnen wirkte der ausserordentliche Professor Bischoff als Pharmakologe; er wurde sehr bald ebenfalls zum ordentlichen Professor ernannt. Die drei Männer standen im mittleren Lebensalter, jeder von ihnen hatte bereits die praktische Medizin und auch das Lehramt ausgeübt. Joh. Fried. Harless, geb. 1773, hatte vor seiner Berufung die medizinische Klinik in Erlangen geleitet. K. Jos. Hier. Windischmann, geb. 1775, war Leibarzt des Fürstprimas und Professor in Aschaffenburg gewesen, er war in Bonn zugleich Professor der Philosophie in der philosophischen Fakultät. Chr. Ernst H. Bischoff, geb. 1781, hatte das Physikat in Barmen und darauf eine Professur am Collegium medicum in Berlin innegehabt. Die drei Gründer haben ein hohes Alter erreicht und sind in den Jahren 1853, 1839, 1861 in Bonn gestorben. Im zweiten Semester der Universität traten hinzu der Anatom Mayer, aus Bern hierher berufen, der Geburtshelfer Stein aus Marburg, ein Neffe des berühmten gleichnamigen Geburtshelfers, und der Chirurg von Walther aus Landshut, damals schon eine gefeierte Grösse. Dieser kehrte 1830 an seine, inzwischen nach München verlegte, Universität zurück. Mayer und Stein sind in höchstem Alter in Bonn gestorben, doch hatte Stein wegen amtlicher Verdriesslichkeiten sein Amt schon 1826/27 niedergelegt[1]). Er wurde

1) So Hirschs biograph. Lex. d. herv. Ärzte Bd. V, Leipzig u. Wien 1887, S. 522. Für diese Auffassung und gegen die Annahme

durch Kilian, den Sohn des bekannten Naturphilosophen ersetzt, der bis 1863 hier wirkte. An Stelle von v. Walther trat Professor Wutzer, der bis 1856 die Chirurgie vertrat und 1863 hier gestorben ist. Obwohl auf diese Weise die sechs Ordinariate, die die Statuten[1]) vorsahen, besetzt waren, wurden noch drei Professoren berufen und zwar 1819/20 Nasse, der geschätzte Internist, der Schüler Reils, der aus Halle kam, zur gleichen Zeit Ennemoser als Extraordinarius und 1828 der Kliniker M. Naumann, von Berlin kommend. Ennemoser verliess Bonn 1837, Nasse und Naumann haben bis zu ihrem Tode, in den Jahren 1851 bezw. 1871[2]) hier gewirkt. Wenn wir nun noch einige Privatdozenten genannt haben, ist der Bestand der Lehrkräfte für die ersten Decennien erschöpft. Moritz Weber, der Anatom, ist Bonn sein ganzes Leben hindurch treu geblieben; er ist hier 1875 als Ordinarius gestorben. Johannes Müller, der grosse Stern der Biologie, hat ab 1819 hier studiert, war hier Privatdozent, ausserordentlicher und ordentlicher Professor, bis er 1833 den Bonner Lehrstuhl mit dem Berliner vertauschte. Ausser ihnen sind noch die Privatdozenten Krimer und Nees von Esenbeck der Jüngere, (der Bruder des Botanikers) zu nennen. Nach damaliger Sitte wirkten auch einige Ordinarien anderer Fakultäten als Privatdozenten in der medizinischen Fakultät, so der Physiker und Chemiker Kastner und der grosse Chemiker G. Bischof.

Die ersten Jahrzehnte des medizinischen Lebens in Bonn sind von der **Naturphilosophie** beeinflusst. Unsere Universität entstand, als diese Bewegung ihren Höhepunkt erreicht hatte, und gerade bei einer Neugründung wird sich stets die herr-

---

einer disziplinarischen Entfernung Steins aus dem Amt spricht der Umstand, dass Stein in den Verzeichnissen der Universität bis in die dreissiger Jahre geführt wird.

1) Vom Jahre 1827 § 36, IV.

2) D. Ang. i. Hirschs biogr. Lex. B. 4, Wien und Leipzig 1886 S. 339 ist unzutreffend.

schende geistige Mode am stärksten bemerkbar machen. Dementsprechend war auch hier ihr Einfluss stark und lange andauernd. Fast die ganze Fakultät huldigte der neuen Richtung. Windischmann wird unter die geistigen Führer der Naturphilosophie gezählt [1]), Bischoff war starrer Schellingianer, aber auch Nasse, Naumann, v. Walther, Mayer, Ennemoser neigten der Naturphilosophie zu, die ja auch Johannes Müller erfüllte. Diese vielgeschmähte Naturphilosophie war eine neue Welle des Rationalismus, die Deutschland überflutete, als Frankreich eben zu den Früchten der empiristischen Denkart gelangte, die Newton heraufgeführt hatte und die die Encyclopädisten auf Leben und Geist anzuwenden versucht hatten. Die Deutschen aber wiederstrebten einem solchen Versuche, weil Haller ihnen das einzigartige Phänomen tierischer Irritabilität zu tief eingeprägt hatte, und weil zur Zeit gerade ein vitalistisches System, der Brownianismus, die Pathologie und Therapie in Deutschland beherrschte. So öffneten sich hier die Geister leicht einem vitalistischen Monismus, und diesen bot Schelling dar. Den Weg der Entwicklung bei uns mag es beleuchten, dass sogar Windischmann in seinen Jugendjahren ein hoffnungsfroher Materialist gewesen ist [2]). Schellings Naturphilosophie schiebt alle Schwierigkeiten dadurch zurück, dass sie das ganze Reich des Wirklichen als einen gigantischen Organismus auffasst. In diesen gliedert sich Unbelebtes, Organisches und Geistiges ein, das Trennende verschwindet und so wird es möglich von jeder dieser Stufen des Seins Analogieschlüsse auf die Beschaffenheit der anderen zu machen. Man muss zweifellos die Grossartigkeit der Anschauung in diesem Pantheismus bewundern.

Der Geist ist das Höchste unter allem Wirklichen und zugleich das dem Menschen am nächsten liegende Wirkliche; durch diese Betrachtung gelangt die Naturphilosophie zu ihrer Methode, die Gesetze des Naturlebens aus den Erscheinungen des eigenen

---

1) u. a. von L. H. Friedländer, Gesch. d. Heilk., Leipzig 1839, S. 425 und von A. Hirsch, Gesch. d. med. Wissensch., München und Leipzig 1893, S. 408.

2) K. J. Windischmann, Vers. ü. d. Med., Ulm 1797, S. 10—12.

Geisteslebens abzuleiten. Gegen diese Methode richtet sich die zeitgenössische und gegenwärtige [1]) Ablehnung der Naturphilosophie mehr, als gegen die Grundanschauungen selbst. Andererseits hat allerdings die Naturphilosophie den Entwicklungsgedanken stark betont, den sie aber etwas anders dachte, als es die Gegenwart tut, und dieser Gedanke ist ja alldurchdringend für die Wissenschaft des XIX. Jahrhunderts geworden. Der beherrschende Einfluss der Naturphilosophie aber erklärt sich so, dass die Mediziner und Naturwissenschaftler des beginnenden Jahrhunderts noch wirkliche Philosophen waren, die an dem Eigenleben der Geisteswissenschaften fördernd und gefördert Anteil nahmen. Auch in unsern Tagen sind einige geistvolle und man möchte sagen romantische Männer zu Anschauungen geführt worden, die von der alten Naturphilosophie nicht so gar weit abstehen. Ich erinnere nur an die bekannten Reden Rindfleischs, auch eines ehemaligen Bonners, über Neovitalismus von 1888 und 1895 [2]). Freilich hat die Naturphilosophie nicht die Kraft besessen, festzuhalten, was sie angezogen hatte; schon 1839 hatte sich der Mediziner eine „wahre Philosophiescheu“ bemächtigt [3]) und 1846 schrieb v. Walther mit Humor: „dass es ein für allemal mit der Naturphilosophie ganz vorüber, dass ihren Anhängern nichts zu glauben und ihr Gerede nicht zu beachten sei“ [4]). Die meisten ihrer Jünger verlor sie an den modernen Empirismus; andere, unter ihnen Windischmann, gelangten zu einem religiös gefärbten Mysticismus. Schon seine ersten Bonner Amtsreden sind nur noch moralisierender Art.

Die Schriftstellerei der ganzen Epoche freilich ist grösstenteils unerfreulich. Philosophischer Geist und starke Anschauungskraft sind nun einmal selten verliehene Gaben, da ist es kein

---

1) z. B. B. Naunyn, Entwicklung d. inn. Med. im XIX. Jahrh. Centennialvortr. g. auf d. Aachener Naturforscherv., Jena 1900, S. 4.

2) Würzburger Rektoratsrede von 1888 und Naturforscherv. von 1895.

3) Friedländer a. a. O. S. 442.

4) Zitiert nach Hirschberg, Gesch. d. Augenheilkunde i. Gräfe-Sämisch, Handb. d. Augenheilk. 2. Aufl., Bd. XIV, 2, § 505, S. 208, A. 3.

Wunder, wenn die Mehrzahl der Schriftsteller die schulgemässe, anspruchsvolle Sprache nicht mit Leben füllt und hohl oder ganz unverständlich wirkt. Joh. Müller setzte das Goethewort: „Gehalt ohne Methode führt zur Schwärmerei, Methode ohne Gehalt zu leerem Klügeln“ auf die Titelrückseite einer Jugendschrift, jenes Buches, das mit wesentlich philosophischer Methode zur Entdeckung der Spezifität der Gesichtsempfindung gelangt [1]; aber auch diese gehaltvolle und methodische Schrift ermüdet ihren Leser über Gebühr.

Die wichtige Stellung, die der Geist in dem Systeme der Naturphilosophie einnimmt, erklärt das grosse Interesse der Mediziner für die eigenartigen geistigen Zustände, die Mesmer hervorzurufen gelehrt hatte. Es sind im wesentlichen die Phänomene, die wir heute durch das Studium der Hypnose kennen und die damals als Äusserungen des „tierischen oder **animalen Magnetismus**“ angesehen wurden. Der Name rührt nur von einer vagen Analogiesetzung mit dem physikalischen Magnetismus her. Er wurde bis 1838 achtmal als Vorlesungsgegenstand gewählt und von Bischoff, Windischmann und Ennemoser behandelt; hierzu kamen noch einige verwandte Themen, wie Traum und Somnambulismus. Nasse war Mitherausgeber des „Archivs für den tierischen Magnetismus“ und er empfiehlt auch den bescheidenen therapeutischen Gebrauch des interessanten Zustandes, wobei er alle Schaustellung verbannt wissen will [2]. Aber auch Nasse erwartete mehr von der mystischen Kraft, als uns besonnen erscheint: so ist er geneigt, die Vorhersage der Zukunft im somnambulen Zustand ernst zu nehmen [3].

1) Joh. Müller, Über die phant. Gesichtsersch., Coblenz 1826; hierzu gehört innerlich: Joh. Müller, Vergl. Physiologie des Gesichtssinnes, Leipzig 1826. Die Spezifität der Nervenenergie findet sich im achten Abschnitt des ersten Werkes und auf Seite 45 des zweiten Werkes klar ausgesprochen.

2) Fr. Nasse, Von dem Krankenhause z. Bildung angeh. Ärzte z. Halle. Halle 1816, S. 30.

3) Fr. Nasse, Das Schauen der Zukunft im magnetischen Schlafwachen. Arch. f. d. tier. Magn., Bd. 3, St. 11, S. 27, Halle 1818.

Um den verdienstvollen Mann jedoch nicht dem Verdachte geistiger Beschränktheit auszusetzen, sei gleich hier bemerkt, dass er sich in dieser Frage auf den Standpunkt eines allgemeinen Determinismus stellt. Der eigentliche Fachmann für den tierischen Magnetismus ist aber Josef Ennemoser. Er war geborener Tiroler, hatte seine medizinischen Studien unterbrochen, um Andreas Hofer als Sekretär zu dienen, und dann wiederum, um als Arzt mit dem Lützowschen Freikorps zu ziehen. Im Jahre 1837 verliess er Bonn, weil er im Lehramt völlig erfolglos geblieben war [1]) und das ist begreiflich bei einer mehr auf Veranlagung als auf Lehrbarkeit gegründeten ärztlichen Kunst. Er wirkte dann weiter in Süddeutschland als magnetischer Arzt in einer ausgedehnten Praxis. Er schrieb eine Reihe von Arbeiten psychologischer Richtung, von denen die historischen heute noch Quellenwerke von Bedeutung sind [2]). Er zeigt sich in ihnen als humaner Mann und überaus fleissiger Schriftsteller. Trotz einer ihn erfüllenden religiösen Frömmigkeit ist er als Theoretiker seines Gebietes strenger Occultist, das heisst, er sieht alle Erscheinungen des tierischen Magnetismus nur als Folgen noch wenig gekannter Naturkräfte an, deren Zentrum der Mensch ist. Die Erscheinungen aber, die er hervorrufen kann und die er studiert hat, werden ihm zum Schlüssel des Verständnisses für das rätselvolle Gebiet der alten Magie. In diesem Punkte ist er ein Vorgänger unserer modernen Psychologen (A. Lehmann, P. Dessoir) und in seiner Bearbeitung der Träume klingt manches Element der Freudschen Lehre voraus. Die physiologische und klinische Erforschung des Hypnotismus, die in den letzten Dezennien des verflossenen Jahrhunderts einsetzte, hat an der Tatsächlichkeit und an der therapeutischen Bedeutung dieser Zustände keinen Zweifel gelassen und so unser Urteil über den „Schwindel des tierischen Magnetismus" berichtigt. An diesen Forschungen hat sich der

1) Quellenmässig festgestellt von Herrn cand. theol. J. Bremm, nach persönlicher Mitteilung.

2) J. Ennemoser, Geschichte der Magie (Gesch. d. tier. Magn.), Leipzig 1844.

geistvolle Physiologe Preyer hervorragend beteiligt, der seinen wissenschaftlichen Weg hier in Bonn begonnen hat. Auch unser Kliniker Fr. Schultze hat auf diesem Nachbarfelde der Neurologie praktisch und kritisch gearbeitet.

Kritische Stimmen sprechen der naturphilosophischen Ära jeden reellen Fortschritt in Forschung und Praxis ab, ja darüber hinaus, behaupten sie auch, das vorhandene medizinische Erbgut sei nicht gepflegt und weitergegeben worden [1]. Für Bonn wird die Detailforschung dieses Urteil wohl kaum bestätigen. Hier tritt uns in einem Kreise gleichgesinnter Männer der geschätzte Kliniker Nasse als fortschrittlich denkender Mediziner und rühriger Lehrer entgegen. Friedr. Nasse wurde 1778 in Bielefeld geboren. Wie er selbst aus einer Ärztefamilie stammt, so ist aus seinen Nachkommen eine ganze Reihe bekannter Mediziner und Gelehrter hervorgegangen. Er bildete sich in Halle unter Reil, dessen Lieblingsschüler er war und dessen Nachfolger er wurde.

Auf Reils Einfluss geht wohl Nasses Neigung zur Naturphilosophie zurück, aber Reils Traditionen [2] sind es auch gewesen, durch die Bonn den Ruhm erwarb als eine der ersten Pflegestätten der physikalischen Diagnostik [3] zu gelten. Hier handelt es sich um die Einbürgerung der grossen Erfindungen und der Bestrebungen der Pariser Schule, nicht um selbständige Leistungen. Nasse bezieht sich ausdrücklich auf die Originalausgaben und die Übersetzungen von Laennecs und Piorrys Werken; er benutzt zur Auscultation Laennecs Instrument, den dreissig Centimeter langen, dreiundeinhalb Centimeter dicken „Cylinder". In Nasses Klinik achtete man bei den Herztönen auf den Ort der Wahrnehmung, auf Rhythmus und Frequenz; die Herzgeräusche wurden in sausende und reibende eingeteilt, die Atemgeräusche nach ihrer Art unterschieden. Sogar die akustischen Phänomene am schwangeren

---

1) So z. B. B. Naunyn, a. a. O. S. 5, Abs. 2 u. 3.

2) Vgl. M. Neuburger, J. Chr. Reil, Stuttgart 1913, S. 15.

3) Fr. Nasse, Das med. Clinicum in Bonn, Cobl. 1825, bes. S. 16.

Uterus und über gedrückten Gefässen wurden beachtet, doch will manches uns auch fremdartig erscheinen, wie die Auscultation des Atemgeräusches an der Nasenwurzel. Percutiert wurde mit dem Plessimeter oder ohne dies und dabei wurde auch auf das Resistenzgefühl geachtet. Die physikalische Untersuchung erstreckte sich auf Brust und Bauch.

Die Sektion wurde von Nasse als ein Mittel klinischer Erkenntnis fleissig geübt. Jeder im Krankenhause verstorbene Patient soll obduciert werden, bei wichtigerem Anlass auch poliklinische Fälle und hierbei liess er sich's bisweilen auch ein kleines Geschenk kosten, die Einwilligung der Angehörigen zu erlangen. Die klinischen Sektionen führte entweder er selbst aus, oder der Anatomieprofessor. Die eigene anatomische Arbeit des Klinikers fördert die Verbindung der klinischen Bilder mit den Leichenerscheinungen, die getrennte Arbeit von Kliniker und Anatom aber stellt einen unbefangenen Kritiker neben den Arzt. Nasse selbst hat jedoch die enge Freundschaft noch nicht geahnt, die später zwischen pathologischer Anatomie und physikalischer Diagnostik entstanden ist und in der zweiten Wiener Schule zu so grossartigen Ergebnissen geführt hat. Er hat 1821 eine Reihe von Leichenbefunden veröffentlicht [1]), die, soweit ich sehe, keine Beziehungen zwischen anatomischem und physikalisch-diagnostischem Befunde aufstellen. So ist seine Auffassung der physikalischen Diagnostik nur eine semiotisch-empirische. Aber gleichviel, ob er die volle Tragweite der Methode, intra vitam ein Schlüssel zur anatomischen Krankheitsauffassnng zu sein, nicht erfasste, es bleibt sein grosses Verdienst, ein eminent wichtiges Verfahren gepflegt zu haben, das sonst in Deutschland fast unbeachtet blieb.

Die Klinik Nasses war überhaupt bemüht, alle Hilfsmittel zur Exaktheit zu benutzen. So wird das Thermometer gebraucht, daneben Mensuration und Spirometrie, Spiegeluntersuchung (Mastdarmspiegel), digitale und bimanuelle Untersuchung werden vorgesehen. Sein Schüler Krimer hat das Dynamo-

---

1) Fr. Nasse, Leichenöff. z. Diagn. u. path. Anatomie, Bonn 1821.

meter für die Untersuchung der Muskelkraft eingeführt[1]). Es gab ein Laboratorium in der Klinik, in dem Exkrete und Sekrete einfachen chemischen und physikalischen Proben unterworfen wurden, wo etwa das spezifische Gewicht, die chemische Reaktion, oder das Verhalten gegen Alkohol festgestellt wurde. Es ist sehr charakteristisch, dass Nasse den Wunsch aussprach, es möchte der Versuch gemacht werden, geeignete Erscheinungen aus der klinischen Pathologie durch das Tierexperiment aufzuklären.

Ganz besonders vorgeschritten mutet uns aber der Gebrauch des Mikroskopes bei klinischen Untersuchungen an. Es dient vor allem zum Nachweis von Blut und Eiter, aber auch zur Prüfung der Auswurfstoffe, die zwischen zwei Glasplatten in dünner Schicht untersucht wurden. Man pflegt gewöhnlich die Einführung des Mikroskopes in die ärztliche Technik Johannes Müller zuzuschreiben, aber die Tatsache, dass bei Nasse und, wie wir noch sehen werden, auch bei Mayer der Gebrauch des Instrumentes zu Müllers Studienzeit bereits eingeführt war, macht diese Annahme unmöglich. Die Einbürgerung des Mikroskopes scheint vielmehr von Döllinger in Würzburg ausgegangen zu sein. Das Herabsteigen der Forschung von den makroskopischen Grössenordnungen zu den mikroskopischen Verhältnissen hat sich im Verlaufe des ganzen Jahrhunderts als fruchtbar erwiesen. Sowohl die Klinik, als die biologischen Fächer haben jedesmal einen grossartigen Aufschwung erfahren, wenn eines von ihnen soweit gefördert war, dass es zu mikroskopischen Forschungen übergehen konnte. So hat sich in der uns vorliegenden Zeit das Mikroskop als das bedeutendste technische Mittel der medizinischen Forschung erwiesen.

Nasse hatte eine grosse Neigung für die Physiologie, die er mehrfach vortrug und aus der er wichtige Kapitel mit seinem Sohne Hermann, dem späteren Marburger Phy-

---

1) J. Fischer, J. F. W. Krimer, Wien. Klin. Woch. 1917 Nr. 19, zit. nach Mttlg. z. Gesch. d. Med. u. d. Naturwissenschaft, Bd. XVI, S. 363.

siologen zusammen bearbeitet hat[1]). Auch Anthropologie las er gerne und hat Schaaffhausen für dieses Fach gewonnen. In der damals noch jungen Psychiatrie hat sich Nasse als Vorkämpfer der naturwissenschaftlichen und rein ärztlichen Auffassung der Geisteskrankheiten hervorgetan; er steht auf dem Standpunkt, dass die Seele überhaupt nicht erkrankt, dass vielmehr der Körper und hier wieder besonders das Gehirn, durch Störungen untauglich wird, die Tätigkeitsäusserungen der Seele gehörig zu vermitteln (Kräpelin[2]). In Halle hat er seine Studenten selbst in die Irrenanstalt eingeführt, in Bonn konnte er das Fach die längste Zeit hindurch nur theoretisch pflegen.

Nachdem Nasse den klinischen Unterricht aufgenommen hatte, zog sich Harless ganz davon zurück; er hielt weiterhin nur theoretische Vorlesungen und verwertete seine grosse Erfahrung in einer ausgedehnten Praxis und in literarischer Tätigkeit. Als Schriftsteller ist er besonders durch eine zusammenfassende Bearbeitung der Heilquellen[3]) hervorgetreten, die damals, im Erbohrungszeitalter weltberühmter Quellen (Neuenahr, Apollinaris) auch bei den Ärzten grosses Ansehen genossen. Daneben ist ihm das Verdienst anzurechnen, dass er, freilich vergeblich, in Wort und Schrift für die Einführung einer gemeinsamen Pharmakopoë für alle Länder deutscher Zunge eingetreten ist.

Nasses Nachfolger, Moritz Naumann, war nicht die vielseitige, anregende Natur, die wir in Nasse bewundern. Seine Berufswahl war nicht aus innerster Neigung erfolgt[4]) und er ist nie ein naturwissenschaftlicher Kopf geworden.

---

1) Fr. u. Her. Nasse, Unters. z. Phys. u. Patholog. Bonn 1835, 36, 39.

2) E. Kräpelin, Hundert Jahre Psychiatrie, Berlin 1918, S. 27.

3) F. Harless, Die sämtl. bisher im Gebr. gek. Heilquellen und Kurbäder, Berlin 1846.

4) Dies schliesse ich aus dem Widmungsvorworte seiner Schrift: M. Naumann, Vers. eines Beweises für die Unsterblichkeit der Seele aus dem physiol. Standpunkte. Bonn 1830.

Er schätzte die Reflexion über die Tatsachen mehr, als die Beobachtung, ohne doch die Kraft zu fruchtbaren neuen Anschauungen zu finden. Die philosophischen Neigungen, die ihn gewiss in seinen Jugendjahren gefördert hatten, wurden in seinem Alter der Wertschätzung seiner Person hinderlich. Von Nasse hatte er eine auf relative Exaktheit gestellte Klinik übernommen, aber vielleicht hat gerade deren Höhe ihm den Antrieb zur Weiterbildung genommen, als in den vierziger Jahren auch die übrigen deutschen Kliniken zu erwachen begannen. Immerhin war er ein durchaus ernster Mediziner, der die klinische Beobachtung, die Diagnostik, die Obduction getreulich pflegte und der einen kritischen Sinn für die Erscheinungen seiner Zeit besass. So hat er die Ableitung der Gemütskrankheiten von der Sünde (gegen Heinroth) verworfen und durch eine psychologisierende Erklärung ersetzt, so hat er die parasitäre Krankheitsauffassung (des jungen Schönlein) mit einem verständigen Vitalismus abgelehnt, der in der Krankheit ein Leben unter veränderten Umständen sieht [1]).

Auf Naumann folgte 1864 ein Kliniker moderner Richtung, H. Rühle. Er war Schüler von Frerichs, ein Freund und Mitstreiter Traubes, der Klinik, der pathologischen Anatomie und pathologischen Physiologie gleichmässig zugetan. Unter seinen Arbeiten ragen Studien zur Myocarditis, anatomische Forschungen zur Tuberkulose und die Bearbeitung der Kehlkopfkrankheiten (in vorlaryngoskopischer Zeit) hervor. Rühle hat zeitlebens einer spezialistischen Vertretung der einzelnen Zweige der inneren Medizin wohlwollend gegenübergestanden. Er war ein gesuchter Consiliarius. Ihm folgte 1888 Fr. Schultze, ein Schüler Friedreichs, der angesehene allgemeine Kliniker, dem besonders die Klinik und die Anatomie der Nervenkrankheiten die wichtigsten Bereicherungen verdanken, dessen topische Diagnosen in zahlreichen Fällen das lebensrettende Eingreifen des Chirurgen ermöglicht haben. Seit 1918 ist ihm in der Direktion der Klinik sein Schüler Ad. Schmidt gefolgt, der schon als Privat-

1) M. Naumann, Ergebn. usw. med. Klinik zu Bonn, Leipzig 1858 und die i. d. vor. Anm. angeg. Schrift.

dozent in Bonn gewirkt hat und die Klinik der Verdauungskrankheiten durch Einführung neuer Erkenntnismittel auf einen höheren Stand geführt hat. Schmidt erlag, allgemein betrauert, noch in dem gleichen Jahre einem schweren Verhängnis. Sein Nachfolger ist gegenwärtig C. Hirsch aus Curschmanns Leipziger Schule, der sich durch Arbeiten über die Herz- und Nierenkrankheiten, das Fieber und die Infektionskrankheiten bekannt gemacht hat.

Als Extraordinarius der inneren Medizin wirkte neben Rühle F. Obernier, ein gesuchter Consiliarius, dessen Namen in Bonn durch seine Stiftung des städtischen Kunstmuseums weiterlebt. In gleicher Eigenschaft betätigte sich D. Finkler, unser späterer Hygieniker. Kurze Zeit wirkte als Extraordinarius neben Schultze F. Müller, der geschätzte Münchener Kliniker, an dessen Stelle dann H. Leo, unser heutiger Pharmakologe, trat. Auch Th. Rumpf, der die soziale Medizin als Lehrfach in Bonn eingebürgert hat, war hier längere Zeit als Privatdozent der inneren Medizin tätig und E. Ungar, der Vertreter der gerichtlichen Medizin, ist als langjähriger Vertreter der Kinderheilkunde auch an dieser Stelle zu nennen. Zur Zeit des Abschlusses dieser Arbeit (1920) ist B. Salge mit der Leitung der Kinderklinik beauftragt. Er hat sich durch Arbeiten über den Stoffwechsel des Säuglings, besonders über die alimentäre Intoxication und die physikalischen und chemischen Regulationsvorgänge beim Säugling und jungen Tier bekannt gemacht.

Die medizinische Poliklinik in der (stationären) medizinischen Klinik hatte schon seit längeren Jahren unter Leitung eines Extraordinarius (Finkler, Leo) gestanden, als sie 1903 von der medizinischen Klinik abgetrennt und zum selbständigen Institut erhoben wurde. Ihr erster Direktor war der bisherige Leiter H. Leo. Dessen Nachfolger wurde 1909 P. Krause (seit 1909 Professor ordinarius); er hat sich durch die Ausgestaltung der internen Röntgendiagnostik, durch seine Bestrebungen zur Bekämpfung der Tuberculose und durch epidemiologische Forschungen verdient gemacht.

Aus der Schultzeschen Klinik sind A. Schmidt, J. Strasburger und L. Brauer hervorgegangen. Im letzten Lustrum (1913—18) haben als Privatdozenten des Faches hier gewirkt: K. Bohland, J. Esser, R. Finkelnburg, H. Gerhartz, O. Prym, H. Stursberg und neuerdings K. Oehme; als Privatdozent für soziale Medizin P. Horn.

Die Reihe hervorragender **Chirurgen**, deren sich die Bonner Universität erfreut hat, eröffnet Phil. Franz von Walther. Seine Geisteskraft und Bildungshöhe, sein ärztliches Talent und seine chirurgische Geschicklichkeit machten ihn in Verbindung mit einem trefflichen Charakter zu einem der angesehensten und berühmtesten Ärzte seiner Zeit[1]). Er hat eine Reihe chirurgischer Fragen durch seine Bearbeitung für die Zeitgenossen abgeschlossen, hat durch sein Journal (zusammen mit v. Graefe) auf seine Zeit und durch eine Gesamtdarstellung der Chirurgie auch auf seine Nachfahren bestimmend gewirkt. In der Geschichte medizinischer Entdeckungen und Neuerungen tritt er weniger hervor. In der vorbonner Zeit hat er sich um die kriegschirurgischen Methoden verdient gemacht und den neuartigen Gedanken durchgeführt, den Kropf durch die Unterbindung der zuführenden Arterie zu heilen. In Bonn hat er 1828 als Erster die Arteria carotis communis unterbunden, auch den Defekt nach Trepanation durch Einheilung des ausgesägten Knochenstückes gedeckt. Als Augenarzt[2]) hat er sich um die Diagnostik (Lupenuntersuchung) und die Operationslehre (Pupillenbildung) verdient gemacht; seine bedeutendste Leistung aus der Bonner Zeit auf diesem Gebiete ist aber die Bekämpfung der contagiösen Augenerkrankung (Granulose), die das Arbeitshaus zu Brauweiler in erschreckender Weise befallen hatte. Walther zeigte den Weg der Ansteckung, den Zusammenhang der Seuche mit der ägyptischen

1) A. Weinland, Ph. F. von Walther, Münchener Inaug.-Diss., München 1905.

2) Vgl. J. Hirschberg, Geschichte d. Augenheilk., Gräfe-Sämisch Handbuch, Leipzig 1911, § 505.

Augenkrankheit, er lehrte die Behandlung durch Excisionen aus der Conjunctiva und durch Anwendung von Ätzmitteln; endlich sanierte er die Anstalt durch Umbau und Quarantäne der Insassen vor dem Wiedereinzug. Aus der späteren Zeit ist Walthers Vorschlag zur incompleten Keratoplastik erwähnenswert [1]), der das Interesse auf diese hochwichtige Möglichkeit der Ophthalmochirurgie hinlenkte.

Walthers geschichtliche Bedeutung liegt aber auf einem anderen Gebiete. Er bemühte sich mit Erfolg der Chirugie, damals mehr eine handwerksmässig erlernte Kunst, die solide Grundlage der Physiologie und Pathologie zu geben, und sie zu einer biologischen Wissenschaft zu machen. Er forderte für den Chirurgen die ganze Bildung des Mediziners und suchte die Aufhebung der ungenügenden Schulen für Chirurgen und Landärzte zu erreichen. Auch für den Augenarzt fordert er zwar eine spezialistische Fachausbildung, aber der Augenarzt soll ein durchgebildeter Arzt sein; ebenso soll der allgemeine Praktiker die Lehre von den Augenkrankheiten kennen, wenn er allerdings auch die Operationen nicht ausführen soll.

Walther verliess zu allgemeinem Bedauern Bonn 1830; er wurde durch eine weniger glänzende, aber sehr tüchtige Kraft ersetzt: K. W. Wützer, der seinen Ruf als Organisator der Chirurgenschule in Münster i. W. gemacht hatte. Man rühmt ihm hervorragendes Lehrtalent [2]) und die Ausbildung einer ganzen Generation tüchtiger Praktiker in den Rheinlanden nach. Um die Sanierung der Stadt Bonn hat er sich sehr verdient gemacht [3]). Von seinen Operationsmethoden ist seine eigenartige Invagination zur Heilung des Leistenbruches am bekanntesten geblieben, die vom Standpunkte einer vorantiseptischen Zeit beurteilt sein will. Nach Wutzer übernahm 1855 die Leitung der Klinik Wilh. Busch, Sohn des berühmten

1) Vgl. F. X. Mühlbauer, Üb. Transpl. d. Hornh., Münch. 1840; nach d. Ref. i. Schmidts Jahrb. XXXV.

2) Gurlt in Hirschs biogr. Lex. d. herv. Ärzte, Bd. VI. Wien u. Leipzig 1888.

3) Sitzungsber. d. niederrh. Ges. f. Nat. u. Heilk. f. 1858.

Geburtshelfers, Schüler von Joh. Müller und B. Langenbeck. Busch war ein vielseitiger Forscher der histologischen Epoche und ein trefflicher Arzt, dessen Andenken in Bonn noch lebendig ist. Nach seinem Tode 1881 wurde Fr. Trendelenburg Professor der Chirurgie in Bonn, der gefeierte Altmeister, Mitbegründer der Deutschen Gesellschaft für Chirurgie, der durch seine Bereicherungen der chirurgischen Technik (resorbierbare Drains, Beckenhochlagerung) und seine operative Kunst (Halsoperationen) ein Führer der deutschen Chirurgie geworden ist. Trendelenburg verliess Bonn 1895; ihm folgte M. Schede, der schon als Assistent Volkmanns am Ausbau der antiseptischen Wundbehandlung sich beteiligt hatte und in seiner Wundheilung unter dem feuchten Blutschorf eine geistvolle Folgerung aus der neuen Lehre zog. In der Bonner Zeit machte er sich durch die orthopädische Behandlung der angeborenen Hüftgelenksverrenkung bekannt. Schede starb 1902; nach ihm hat der geniale A. Bier, ein Schüler Esmarchs, wenige Jahre, bis 1907, die chirurgische Klinik geleitet. Er fasste in seiner Bonner Zeit die Resultate früherer Einzelstudien zusammen, indem er seine Lumbalanästhesie hier zur praktisch brauchbaren Methode erhob und seine vitalistischen Anschauungen über die Hyperämie als Heilmittel zu einem durchschlagenden Werke vereinigte. Biers Neuerungen sind von Bonn aus über die Welt gegangen. Der gegenwärtige Vertreter der Chirurgie in Bonn ist Karl Garrè, ein Schüler von Kocher, Socin und Bruns, der sich besonders auf dem Gebiete der Gefässchirurgie und der Organtransplantation, sowie als Arzt und Operateur auszeichnet.

In Bonn hat Walther seinem Meisterschüler Dieffenbach die Vollendung gegeben; Wutzer hatte C. O. Weber zum Schüler, der ein Führer auf dem Gebiete der allgemeinen Chirurgie geworden ist; Busch hat Madelung, Trendelenburg O. Witzel und Garrè hat Stich ausgebildet. Als Privatdozenten der Chirurgie haben im letzten Lustrum gewirkt: R. Bunge, W. Capelle, H. Els, H. Fründ, H. Graff, A. Machol, A. Nussbaum.

Von den grossen, die Chirurgie umgestaltenden Neuerungen, fallen die Einführung der Narkose in die Zeit Wutzers und Webers, das Aufkommen der antiseptischen Wundbehandlung in die Zeit Buschs, während die dreissiger und vierziger Jahre die plastischen Operationen und die Heilungen der „Verkrümmungen" besonders durch die Sehnendurchschneidungen sahen.

Buschs chirurgischer Schüler von Mosengeil ist durch die Kunst der Massage über Deutschland hinaus bekannt geworden. Er hat diese chirurgische Hülfstechnik von ihrem Neubegründer Mezger 1870 übernommen, als dieser sich damals in Bonn aufhielt, sie durch pathologische und experimentelle Arbeiten gestützt und hat sie viele Jahre lang erfolgreich in Bonn ausgeübt und weitergepflanzt.

Das Absplittern von **Spezialfächern** aus einer Disziplin findet mit Sicherheit statt, wenn neue, schwer zu erlernende Untersuchungs- und Arbeitsmethoden die Einübung durch jugendliche Kräfte erfordern. In der **Augenheilkunde** war dieser Zustand durch die Aufnahme des Helmholtzschen Augenspiegels eingetreten und zugleich war Wissen und Können durch Helmholtz, Donders und v. Graefe gewaltig erweitert worden. Die Universitäten mussten auf spezialistische Vertretung des Faches bedacht sein. So wirkte kurze Zeit A. Nagel in Bonn, dann habilitierte sich hier Theod. Sämisch, ein Schüler v. Graefes und A. Pagenstechers, 1863 für Augenheilkunde und hat das Fach bis 1906 vertreten. Er war ein glücklicher Operateur, der 1870 die chirurgische Behandlung des Ulcus corneae serpens eingeführt hat und ein fleissiger Forscher. Sein Name ist jedem deutschen Fachgenossen bekannt geworden durch die Herausgabe des grossen Handbuches der Augenheilkunde (zusammen mit Alf. Graefe), das von 1874—80 in erster Auflage erschien und zur Zeit wieder unter der Presse ist. In ihm hat Sämisch selbst einzelne Kapitel der Pathologie unübertroffen dargestellt. Aus seiner Klinik ist A. Peters hervorgegangen. Sämischs Nachfolger ist seit 1907 H. Kuhnt, ein trefflicher Chirurg und Erfinder erfolgreicher Operationsmethoden (u. a.

der Bindehaut-Keratoplastik), der auch durch eine berühmte Monographie die Chirurgie der vorderen Nebenhöhlen der Nase, insbesondere der Stirnhöhle, auf neue Wege gewiesen hat. Kuhnt hat sich durch seine Bekämpfung der Conjunctivitis granulosa in Ostdeutschland besondere Verdienste erworben. Er ist mit F. v. Michel Begründer und Herausgeber der „Zeitschrift für Augenheilkunde". Im letzten Lustrum haben sich im Fache der Augenheilkunde betätigt die Privatdozenten: R. Cords, E. Hummelsheim, P. Junius, W. Reis, K. Stargardt.

Durch die gleiche Entwicklung ist die **Oto-Rhino-Laryngologie** zum selbständigen Fache geworden. Die Einführung des Katheterismus in Deutschland (Kramer) hat kurz vor der Mitte des Jahrhunderts stattgefunden, die der Spiegeluntersuchungen (Garcia, Tröltsch, Czermak) kurz nach derselben. In gleicher Richtung wirkte aber auch die Ausbildung spezialistischer Operationsmethoden (Schwartze). Der heutige Vertreter des Faches in Bonn, H. Walb, habilitierte sich hier 1877 für Ohrenheilkunde, nachdem er vorher als Augenarzt gewirkt hatte. Seine Arbeiten, hauptsächlich diagnostisch-klinischer Art, beschäftigen sich mit Vorliebe mit den Leiden des Mittelohrs. Als Privatdozenten des Faches haben sich im letzten Lustrum betätigt A. Blau und R. Eschweiler.

Die **Dermatologie** dagegen ist durch den spezialistischen Ausbau der normalen und pathologischen Anatomie der Haut zu einem selbständigen Lehr- und Forschungsgebiete geworden, das nach Hebras und v. Bärensprungs Auftreten keiner besonderen Rechtfertigung mehr bedurfte. In Bonn hielt J. Doutrelepont, damals Privatdozent der Chirurgie (seit 1869 Prof. extraord., seit 1914 Prof. ord. hon. der Dermatologie) von 1865 an Vorlesungen über Syphilis, die sich bald zur vollen Vertretung des Faches erweiterten. Seine Arbeiten galten vor allem der Hauttuberkulose und der Krebsübertragung. Sein Nachfolger ist seit 1910 (seit 1918 als Prof. ord.) E. Hoffmann, der an der Entdeckung der Spirochaete pallida (Schaudinn 1905) verdienstvollen Anteil hat, dessen Arbeiten unter vielen anderen Gebieten die epidemiologische und experimentelle Syphilisforschung, sowie die Früherkenntnis und Frühheilung der Krankheit gefördert haben. Aus der dermatologischen Klinik sind Wolters und Grouven und neuerdings Heuck, Frieboes, Rost und Ruete als akademische Lehrer hervorgegangen. Als Privatdozent des Faches betätigt sich neuerdings A. Habermann.

Die **Geburtshilfe** hat von unsern Bonner Lehrern mannigfache Förderungen erfahren. Sachlich und zeitlich stehen hier an erster Stelle die Arbeiten von Stein zur Beckenlehre[1]). Sie fallen teilweise noch ins erste Dezennium des 19. Jahrhunderts, während die klassischen Arbeiten von Michaelis und Litzmann, durch die die Kenntnis vom engen Becken Allgemeinbesitz der Ärzte geworden ist, der zweiten Hälfte des Jahrhunderts angehören. Litzmann gibt ihnen den gleichen Wert, wie Smellies Schriften über diesen Gegenstand. Stein ist der Erste, der das allgemein verengte Becken gebührend würdigte, der das osteomalacische und das rachitische Becken als typische, getrennte Formen aufgefasst hat. Seine Ansichten über das schräg verengte Becken sind noch unvollkommen. Die Einteilung der Beckenfehler, die er gibt, wird von Michaelis gelobt und stimmt mit Litzmanns Einteilung überein. Stein gibt die klinischen Tatsachen und Abläufe, die anatomische Beschreibung der fehlerhaften Becken und verständige Erklärungsversuche der Genese, wobei die embryonale Anlage im Vordergrund steht.

In Steins Therapie beim engen Becken steht die „Kaisergeburt“ obenan, denn die Wendung auf die Füsse widerriet er, die Zange schien ihm, wie vielen seiner Zeitgenossen, ein mehr wehenanregendes Instrument zu sein, während er die kräftigen Wehen beim engen Becken selbst hervorhebt,

---

1) Fasbender, Gesch. d. Geburtsh., Jena 1906, S. 659 ff., 719 ff.

die Perforation erklärt er für zu gefährlich, um als Regel empfohlen zu werden, und die künstliche Frühgeburt war eine damals in Deutschland noch so neue Operation, dass sie nicht in Frage kam. Beim Kaiserschnitt hat Stein die Uteruswunde nicht genäht, sondern den Schluss der Wunde der Contraction des Organs überlassen, und dies war das allgemein übliche Verfahren. Er war ein angesehener Geburtshelfer, der auch die Weiberkrankheiten klinisch bearbeitete und zwar besonders, soweit sie mit der Geburtshülfe zusammenhängen. Die Eröffnung seiner Poliklinik 1823 hat er sich als eine fruchtbare Neuerung zu grossem Verdienste angerechnet. Aus amtlichen Verdriesslichkeiten legte er sein Amt schon 1827 nieder[1]).

Sein Nachfolger Kilian hat sich auch bedeutende Verdienste um die Lehre vom engen Becken erworben und zwar liegt ein Teil seiner Arbeiten über den Gegenstand noch im dritten Decennium des Jahrhunderts. Er hat über die Osteomalacie und das osteomalacische Becken, über das rachitische und das Stachelbecken gehandelt, dann über das schrägverengte Becken, zu dem er eine eigene Theorie aufstellte und sehr eingehend über das spondylolisthetische Becken. Zum letzten Gegenstand hat er eine der frühesten Beobachtungen und Beschreibungen liefern können. Durch seine anatomischen Beschreibungen und Scheidungen ist er für die Nomenclatur in diesem ganzen Kapitel von Bedeutung geblieben. Die künstliche Frühgeburt beim engen Becken hat er gebilligt und hat als Erster die blutige Erweiterung des Muttermundes bei Placenta praevia gewagt. Als Curiosität sei die galvanisierende Zange erwähnt, die die wehenanregende Wirkung der Zange (siehe oben) verstärken sollte.

Ihm folgte 1864 G. Veit, ein ausgezeichneter Lehrer und berühmter Arzt. Fritsch nennt ihn einen der klügsten Ärzte[2]). Er hat sich durch experimentelle und statistische Arbeiten zur Physiologie der Schwangerschaft bekannt gemacht

1) s. Anm. 1 auf S. 1.

2) Deut. med. Woch. 1900 Nr. 1.

und bereits in den sechziger Jahren als einer der Ersten und Seltenen den Anschauungen von Semmelweis über das Puerperalfieber zugestimmt. Seine Lehre zur Behandlung der verschleppten Querlage und zur Behandlung der Eclampsie mit Morphium sind wichtig geworden. Sein Name lebt fort durch den von ihm neu belebten „Veitschen Handgriff“ (Mauriceauscher Handgriff), dem das grosse Verdienst zukommt, dass er die Herrschaft der Zange am nachfolgenden Kopfe brach (Schröder). Aus seiner Schule ist C. Schröder hervorgegangen, der in der antiseptischen Aera die Führung des Faches in Deutschland übernahm. Auf Veit folgte 1893 H. Fritsch, ein gesuchter Arzt und ein glänzender Chirurg von grossem Einfluss durch weitverbreitete Lehrbücher und durch sein „Centralblatt für Gynaekologie“. Er hat, im Vertrauen auf die modernen Resultate des Kaiserschnitts, für den er eine Schnittführung angegeben hat, die Indikationen zur Perforation des lebenden Kindes erheblich eingeschränkt, er hat auch die Lehre von der Fusswahl bei der Wendung vereinfacht. Auf ihn folgte 1912 O. von Franqué, der anatomische und histologische Untersuchungen und deren ausgiebige Verwertung zur Klärung klinischer Beobachtungen mit Vorliebe pflegt. Aus der Bonner gynaekologischen Klinik sind Stöckel und Reifferscheid hervorgegangen. Im letzten Lustrum haben als Privatdozenten des Faches gewirkt: H. Cramer, H. Hinselmann, J. Kochs, H. Pletzer, K. Reifferscheid, E. Zurhelle und neuerdings Martius.

Werner Nasse, ein Sohn unsers inneren Klinikers, war der erste Spezialvertreter der **Psychiatrie** in Bonn. Hier hatte er seine Laufbahn als Leiter einer Privatklinik für Gemütskranke 1847 begonnen, ohne dem Lehrkörper anzugehören. Hierhin kehrte er 1881 als Direktor der neuen Provinzial-Heil- und Pflegeanstalt zurück und bürgerte hier den klinischen Unterricht in seinem Fache als ordentlicher Honorarprofessor ein. Seine Verdienste liegen besonders auf dem Felde der Irrengesetzgebung. Ihm folgte 1889 C. Pelman, ein erfolgreicher Organisator der Irrenpflege, der weitere akademische Kreise für die Grenzgebiete seiner Wissenschaft zu interessieren verstand. In seinen „Erinnerungen“ [1]) spiegelt sich das psychiatrische Leben am Niederrhein in einer reichen, gütigen und heiteren Seele. Sein Nachfolger ist seit 1904/05 A. Westphal, ein Schüler Erbs, Curschmanns und Jollys; er hat die modernwissenschaftliche Richtung der Psychiatrie bei uns eingeführt. Seine neueren Studien beschäftigen sich mit Vorliebe mit den Pupillensymptomen bei „funktionellen“ Nervenleiden. Aus der psychiatrischen Klinik ist E. Schultze hervorgegangen. Im letzten Lustrum haben als Privatdozenten des Faches gewirkt: H. Bickel, A. Hübner, H. König, R. Thomsen, M. Wassermeyer und neuerdings F. Sioli und W. Poppelreuter.

Schon in der Bonner Frühzeit finden wir, allen naturphilosophischen Neigungen zum Trotz ein lebhaftes Interesse für die experimentelle biologische Methode. In den akademischen Ankündigungen [2]) weist Mayer, der Hauptvertreter der Anatomie und **Physiologie**, stets darauf hin, dass das anatomische Institut auch eine physiologische Anstalt in sich schliesse und seine physiologische Vorlesung ist von allem Anfang an mit Tierversuchen und mit mikroskopischen Demonstrationen ausgestattet. Wir können dem Kataloge [3]) der anatomischen Sammlungen entnehmen, dass besonders die Fragen der Nahrungsresorption, zu denen wohl die Arbeiten von Tiedemann und Gmelin Anregung gegeben haben, und die Verhältnisse des Kreislaufs bearbeitet wurden. Aber auch die Kliniker, besonders v. Walther, wandten das Tierexperiment zur Klärung pathologischer Fragen und therapeutischer Möglichkeiten an. Der Hinweis des Kataloges auf Unterbindungen grösster Gefässe, Einheilung eiserner Schrauben in frakturierte Knochen, Austamponierung der Markhöhle amputierter Tierknochen scheint mir

1) C. Pelman, Erinn. e. alt. Irrenarztes, Bonn 1912.

2) Programme, Vorlesungs- u. Personalverzeichnisse.

3) A. F. J. C. Mayer, Syst. Catalog d. Präp. d. anat. Mus. z. Bonn von 1820—30, Bonn o. J.

ein nicht uninteressantes Beispiel solcher Bestrebungen. Ja, man begegnet sogar einem toxikologischen Tierexperiment an der gleichen Stelle. Die Vielseitigkeit in der Verwendung der Methode deutet auf den Einfluss von Magendie, der sie eben zur gleichen Zeit in Paris zu höchstem Ansehen erhob.

Dagegen hat der grosse Stern der Biologie, der zu dieser Zeit in Bonn aufstieg, **Johannes Müller**, die experimentelle Methode nicht überschätzt, ja, in seiner Bonner Zeit hat er sie bewusst der einfachen Naturbeobachtung nachgestellt [1]. Johannes Müller war 1801 zu Coblenz geboren, hatte in Bonn seine Studien gemacht, und war dann längere Zeit zur Ablegung des ärztlichen Examens in Berlin. Hier kam er unter den Einfluss des Anatomen Rudolphi, der seine naturphilosophischen Neigungen auf ein Mass zurückführte, das seinen jungen Freund von der Unfruchtbarkeit der naturphilosophischen Methode befreite, ohne ihm die Schwungkraft zu nehmen, die in Müllers Betrachtungen und Problemstellungen immer wieder Bewunderung erregt. Im Jahre 1824 hat sich Müller in Bonn habilitiert, wurde 1826 Extraordinarius, 1830 Ordinarius; 1833 hat er Bonn verlassen, um Rudolphis Nachfolger in Berlin zu werden; dort ist er 1858 gestorben. In der Bonner Zeit hat er eine sehr vielseitige Lehrtätigkeit entwickelt; er hat über alle Zweige der Anatomie, Physiologie und Pathologie gelesen und experimentiert. Ja, er las auch über Augen- und Ohrenheilkunde und hielt einen Augenoperationskurs ab; die Kaninchen mit extrahierter Linse aus dem Sammlungskatalog können wohl Übungsobjekte zu diesem Kursus gewesen sein. Dem anatomisch-psychologischen Grenzgebiete der Physiognomik hat er einmal eine Semestervorlesung gewidmet [2]. Jahrelang hielt er auch die lateinischen Disputatorien mit den Studenten ab. Er hat eine grosse, vergleichend anatomische Privatsammlung angefertigt und im anatomischen Institute aufgestellt.

Neben Studien morphologischen, chemisch-physiologischen

1) s. S. 5 Anm. 1.

2) So. Se. 1827.

und nervenphysiologischen Inhaltes, unter denen seine experimentelle Bestätigung des Bellschen Gesetzes und seine zutreffende Deutung des „Müllerschen Ganges“ als Eileiteranlage hervorragen, hat er in der Bonner Zeit drei Arbeiten geliefert, die das Leben der Medizin in Deutschland massgebend bestimmt haben. Einmal hat er 1828 die spezifische Energie der Sinnesnerven ans Licht gestellt und damit ein tief im Psychologischen verankertes Problem der tierischen Organisation berührt[1]). Dann hat er 1830 den feineren Bau der Drüsen erforscht[2]); er hat dabei die schwebende Frage so gelöst, dass die Drüsen selbständige und gegen das Blutgefässystem abgeschlossene Bildungen seien, deren Wand man die Fähigkeit einer elektiven Stoffanziehung aus dem Blute zuschreiben müsse. Aber wichtiger als die gefundene Antwort war es, dass er in dieser Untersuchung die Histologie auf die mikroskopische Betrachtung und auf Arbeitsweisen geführt hat, die seitdem die herrschenden Methoden geworden sind und die Müller in späteren Jahren, ebenfalls mit bahnbrechendem Erfolge, auf das Gebiet der pathologischen Anatomie übertragen hat. Bis zu diesem Zeitpunkte nämlich ist die Histologie überhaupt und auch in Bonn nur makroskopisch bearbeitet worden. Endlich hat Müller in Bonn den Plan zu seinem Handbuche der Physiologie gefasst und die Vorarbeiten soweit gefördert, dass dieses grosse Werk im letzten Jahre seines Bonner Aufenthaltes zu erscheinen begann[3]).

Noch mehr als in den Originalarbeiten liegt in diesem Handbuche Müllers epochale Bedeutung für die Medizin und die Mediziner begründet. „Die jetzige medizinische Generation“, sagt Wunderlich 1859[4]), „kann niemals genug schätzen, was sie diesem Werke verdankt . . . . . vornehmlich hat er (Müller) dem Mechanischen im Organismus überall sein Recht

1) s. Anm. 1 auf S. 5.

2) J. Müller, de glandularum secernentium structura penit. Lips. 1830.

3) J. Müller, Handb. der Phys. f. Vorles., Cobl. 1833/34.

4) C. A. Wunderlich, Gesch. d. Med., Stuttgart 1859, S. 347.

gegeben und dadurch den Sinn für mechanische Auffassung in Deutschland gradezu erst geschaffen ..... Weiterhin hat er überall die Verknüpfung der Physiologie mit der Medizin hervorgehoben und seinerseits den Versuch gemacht auf zahlreiche zunächst liegende Gebiete das Licht der Physiologie fallen zu lassen." Mit Müller begann in Deutschland die Wechselwirkung von Physiologie und Medizin, die, je inniger sie ist, um so wohltätiger sein muss (Wunderlich).

Es sind bekanntlich wenige Jahre später in Deutschland, wenn auch nicht in Bonn, Schulrichtungen entstanden, die die Exaktheit der neuen Physiologie auf die Pathologie und die Klinik übertragen wollten. Das Ziel solcher Bestrebungen lässt sich immer nur in unendlicher Annäherung erreichen und die Ärzte werden regelmässig nach kurzer Dauer ihrer überdrüssig, aber die Fortschritte, die so in die praktische Heilkunde gelangen, bleiben und erhöhen dauernd den Stand des Wissens und Könnens.

Von Müllers berühmten Schülern haben der universale Henle und der Embryologe Bischoff sich schon in Bonn seiner Lehre erfreut. Schwann, der Mitbegründer der Zellenlehre, hat ihm hier assistiert. Auch H. Nasse und Windischmann der Jüngere werden unter seinem Einfluss gestanden haben. Helmholtz und Pflüger, die später seinen Bonner Lehrstuhl innegehabt, sind seine Schüler aus der Berliner Zeit. Es ist hier nicht der Ort Johannes Müllers Berliner Wirksamkeit zu würdigen, seine Bestrebungen führten ihn zudem dort mehr auf das vergleichend-anatomische und zoologische Gebiet hinüber. Bonn mag stolz und dankbar sein, dass es den Genius so lange beherbergen durfte.

Etwa zehn Jahre nach Müllers Scheiden gewann die Universität wieder einen tüchtigen physiologischen Forscher in Julius Budge, der vorher als praktischer Arzt gewirkt hatte. Er hat sich spezialistisch der Nervenphysiologie gewidmet. Im Jahre 1846 machte er den bedeutungsvollen Fund, dass die Reizung des Nervus vagus eine herzhemmende Wirkung hat. Der für den Ruhm des Bonner Forschers unglückliche Zufall, dass die grossen Brüder Weber zur gleichen Zeit dieses gleiche Ergebnis herausbrachten, hat den Namen Budge nicht so bekannt werden lassen, wie das Ergebnis es verdient hätte, das in Pathologie und Klinik von der grössten Bedeutung geworden ist. Ebenso ist seine zweite Leistung aus dem Jahre 1853 wichtig für die Diagnostik der Nervenkrankheiten geworden. Er wiess die Abhängigkeit der Pupillenbewegungen von einem Nervencentrum in der Medulla oblongata nach. · An der Bearbeitung dieses Gegenstandes hatte Budges Assistent, der Engländer Augustus Waller Anteil, der kurz darauf seinen Fund bekannt gab, dass eine Nervenfaser, die von ihrem Ursprung getrennt wird, degeneriert, so, dass man eben den Ursprung als ein trophisches Centrum der Nervenfaser ansehen müsse. Diese „Wallersche Degeneration“ ist ein fruchtbares Hilfsmittel für die Entwirrung des Faserverlaufes in Gehirn und Rückenmark geworden.

Inzwischen war Professor Mayer nahe an das siebenzigste Lebensjahr heran gekommen. Zu seiner Entlastung wurde 1855 einer der Gewaltigen im Reiche des Geistes nach Bonn geschickt, Hermann Helmholtz. Kurze Zeit hierauf ging Budge nach Greifswald. Helmholtz, der Bonn nur wenige Jahre erhalten blieb, kam als schon berühmter Mann; er hatte bereits seine Formulierung des Gesetzes von der Erhaltung der Energie, diese neue Stufe im Unterbau aller Naturforschung, gegeben; er hatte den Augenspiegel erfunden und damit der Augenheilkunde eine neue Waffe geliefert, er hatte die Geschwindigkeit der Reizleitung im Nerven gemessen und die heute gültige Erklärung der Akkommodation des Auges gegeben. Seine Bonner Arbeiten liegen auf dem Grenzgebiete zwischen Physiologie und Physik und weisen bedeutungsvoll auf Helmholtz's Heidelberger Zeit hin. Denn in Bonn begann er die Bearbeitung der „Physiologischen Optik“, die erst 1866 abgeschlossen wurde. Hier begannen auch die grossartigen Studien über Tonbildung und Tonwahrnehmung, die ihn zunächst die neue Tonform der „Summationstöne“ kennen lehrten und ihm bereits die geniale Analyse der Sprachvokale nahe legten. Eine mathematischphysikalische Arbeit dieser Zeit über die Wirbelbewegung, die als eine seiner besten gerühmt wird, müsste von berufenerer Seite gewürdigt werden. Unvergessen soll es bleiben, dass Helmholtz die Geburtsstadt Beethovens mit einem populären Vortrage: „Über die physiologischen Ursachen der musikalischen Harmonie“ ehrte. Für diese akustischen Arbeiten, für die er zunächst nur auf sein musikalisch gebildetes Ohr angewiesen war, hat er sich in Bonn 1856 ein neues Hilfsmittel, den elektiven Resonator geschaffen[1]), der allerdings noch nicht ganz die Form hatte, wie wir sie aus den Lehrbüchern der Physik gewohnt sind. Auch das Telestereoskop ist in Bonn entstanden, dessen Prinzip den modernen Entfernungsmessern zugrunde liegt.

Bei allem Glanze des Forschers war Helmholtz' Aufenthalt in Bonn zu kurz, um das medizinische Leben hier tiefer zu beeinflussen, besonders da ihm die schulbildende Kraft, die Fähigkeit, junge Talente für seinen Arbeitskreis zu gewinnen, überhaupt abging[2]). Sein Nachfolger war ein Forscher ebenfalls von glänzenden Gaben, der aber fünfzig Jahre den Bonner Lehrstuhl schmückte und nicht nur auf das medizinische Leben in Deutschland, sondern auch in Bonn und in seinem Institute durch Geist und Temperament bestimmend einwirkte: **Eduard Pflüger.** Er war 1829 in Hanau geboren und muss in der Jugend wohl nicht jene frühreife Selbstsicherheit gezeigt haben, die oft als das Zeichen der Genialität gilt, denn er ergriff zuerst den kaufmännischen Beruf, dann das juristische Studium, ehe er seine grosse Begabung für die Naturwissenschaften entdeckte[3]). Dafür aber ist ihm die Fähigkeit reicher, fruchtbarer und qualitätvoller Arbeit bis zum Tode im höchsten Alter treu geblieben. Seine Vorbildung gewann er in Berlin, wo er sich auch habilitierte. Als er aber 1859 dem Rufe nach Bonn folgte,

1) Sitzsb. d. niederrh. Ges. f. Nat. u. Heilk. f. 1856/57, S. LXXIV.

2) Vgl. W. Ostwald, Grosse Männer, Leipzig 1909, S. 377.

3) M. Nussbaum, im Nekrolog auf E. Pflüger, Chron. der Un. f. 1909/10.

wurde hier die Anatomie von der Physiologie getrennt, so dass Pflüger nur die Physiologie zu vertreten hatte und die Anwartschaft auf ein würdiges Institut erhielt, das er, nach eigenen Plänen gestaltet, 1878 eröffnen konnte. Pflüger kam als ein angesehener junger Forscher nach Bonn, hatte er doch die hemmende Wirkung des Nervus splanchnicus auf die Darmbewegungen entdeckt und auf dem neuen Gebiete der Electrophysiologie die Lehre vom electrotonischen Zustand des Nerven und das „Pflügersche Zuckungsgesetz" der galvanischen Reizung für den Froschnerven aufgestellt. Seine Arbeiten haben in Verbindung mit Anderen die Wiedereinbürgerung des Galvanismus in die Klinik herbeigeführt, wo er über der Induktionselektrizität vergessen worden war. Pflüger selbst hat 1861/62 hier ein Kolleg über Elektrotherapie gelesen.

In den ersten Jahren seines Bonner Aufenthaltes beschäftigte sich Pflüger mit morphologischen Arbeiten, als deren Ergebnis die Abstammung der Eierstocksfollikel vom später so genannten Keimepithel („Pflügersche Schläuche") gezeigt und die geistvolle Lehre vom Zusammenhang der weiblichen Menstruation mit den Vorgängen der Eireifung und Eilösung aufgestellt werden konnte (1861/65). Die zweite Hälfte seines Lebens hat Pflüger im wesentlichen der Erforschung des tierischen Stoff- und Kraftbaushaltes gewidmet. Er trat dabei auf chemischen Boden hinüber und hat in vierzigjähriger Tätigkeit die physiologische und die analytische Chemie um ungezählte Einzeltatsachen und um ganze Arbeitsmethoden bereichert. Pflüger näherte sich dem Problem auf dem Wege der Aufhellung der inneren Atmung, der seine Arbeiten über die Blutgase, die Organgase und über den Einfluss der Temperatur auf den Gaswechsel seit 1875 angehören und für die er sich in seiner Quecksilbergaspumpe ein feineres Hilfsmittel schuf. Das grosse Ergebnis war der Nachweis, dass die Oxydation nicht im Blute, sondern im Gewebe selbst stattfindet, und damit war ein grosses Stück cellularphysiologischer Anschauungen, von einer neuen Seite her festgestellt. In einer kühnen Hypothese hat er 1875 von hier aus das Zentralproblem der Physiologie angesprungen, die Reizbarkeit, die er dahin erklärt, dass im lebenden Eiweissmolekül, dessen Kohlenstoff mit dem Stickstoff in einer cyanartigen Bindung anzunehmen sei, der Sauerstoff aus einer ganz lockeren in eine feste Bindung mit Kohlenstoff und Wasserstoff übergehe und dass dieser Vorgang die Quelle der freiwerdenden Energie darstelle.

Pflüger hat immer betont, dass der aufgenommene Sauerstoff nicht nur zur Oxydation des Kohlenstoffes, sondern auch des Wasserstoffes gebraucht werde, und dass es daher möglich sei, aus dem Verhältnis des aufgenommenen Sauerstoffes zur ausgeschiedenen Kohlensäure einen Schluss darauf zu machen, welche Klasse tierischen Materials im vorliegenden Einzelfalle zersetzt worden sei; das angedeutete Verhältnis ist seitdem unter dem Namen „Pflügers respiratorischer Quotient (Coefficient)“ ein gebräuchliches Erkenntnismittel der Physiologen und Kliniker geworden. Von den Oxydationsvorgängen kam Plüger zu den Stoffen, die im tierischen Haushalte der Verbrennung unterliegen und die Energien spenden. Abweichend von der Meinung seiner Fachgenossen, kam er seit 1892 zu der Überzeugung, dass nur das Eiweiss als Quelle der Muskelarbeit angesehen werden könne und damit hat er Liebigs bis zum Ende festgehaltene Meinung erneuert. Auf dem Wege zu diesem Ergebnis und in seinem Ausbau und in der Verteidigung seiner Ansicht, hat er die Lehre von der Fettbildung und der Fettresorption kritisch durchgeprüft und in seinem Alter die Quellen der tierischen Kohlenhydrate festgelegt. Alle diese Fragen hat er oft mit überraschender Experimentierkunst von allen zugänglichen Seiten zu klären versucht. An dieser Lebensarbeit sieht man die glücklichste Vereinigung jahrzehntelanger exakter Forschung mit weit ausgreifender, wissenschaftlich geleiteter Phantasie, die den grossen Forscher ausmacht. Nebenher hat Pflüger noch auf einer Reihe von Gebieten der heute so ausgedehnten Physiologie in kleineren Arbeitsreihen Ruhm erworben. So hat er über den Einfluss des Nervensystems auf die Sekretion und die anatomische Verbindung von Nerv und Drüsenzelle, über Befruchtung, Eientwicklung und Bastardierung, über den Blutzucker und über die rätselvolle Diabetesfrage gearbeitet.

Pflüger war eine überreiche, kampfesfrohe Natur. Berühmt ist sein Streit mit der Münchener Schule über die Entstehung von Fett aus Eiweiss. Aber seine scharfe Kritik beruhte auf der Grundlage der wachsenden eigenen Einsicht und der beständigen Verfeinerung der eigenen Arbeitsweise; für seine Studierenden hatten die fast immer siegreichen Fehden des Meisters den Reiz, dass sie sich mitten hineingestellt fühlten in das Leben der Wissenschaft, da, wo es am heissesten pulste. Eine Reihe heute bekannter Gelehrter hat an Pflügers Werk mitgeholfen: Preyer, Zuntz, Nussbaum, Schenk und Bleibtreu. Einen sehr bedeutenden Einfluss hat Pflüger auch durch die Herausgabe seines hochgeschätzten „Archiv für die gesamte Physiologie" ausgeübt, das er 1868 begründete und dessen 131. Band seine letzte Arbeit enthält. Pflüger starb 1910.

Sein Nachfolger, der zeitige Vertreter der Physiologie, Max Verworn hat durch die verdienstvolle Bearbeitung der allgemeinen Physiologie dem cellularphysiologischen Gedanken eine breite Basis unterlegt. Im letzten Lustrum haben sich in diesem Fache als Privatdozenten betätigt: F. Fröhlich, K. Grube, A. Pütter, W. Thörner, J. Veszi und als Extraordinarius und Abteilungsvorsteher B. Schöndorff.

Der erste Vertreter der **Anatomie** in Bonn, A. C. Mayer, pflanzte hier die noch junge allgemeine Anatomie Bichats ein, die er im Sinne des grossen Franzosen d. h. also makroskopisch pflegte, so eifrig er auch das Mikroskop zu gebrauchen wusste. Der heute übliche Name „Histologie" stammt von Mayer (1819)[1]. Diese neue Lehre überwand die alte, nur descriptive Anatomie durch die tiefere Analyse des tierischen Aufbaues; sie hat auch eine verstärkte Neigung der Gesamtmedizin zu dem anatomisch-lokalisatorischen Gedanken hervorgebracht. Nach dem Brauche der Zeit hat Mayer ausser normaler Anatomie auch pathologische Anatomie und die Physiologie vertreten. Sein Institut, zunächst

1) A. F. J. C. Mayer, Ueber Histologie u. eine neue Einteil. d. Gewebe d. menschl. Körp., Bonn 1819.

das einzige theoretische Institut der Fakultät, hat er zu einer Stätte wissenschaftlichen Lebens und mikroskopischer Arbeit gemacht. Er hat die erste und die zweite Anatomie eingerichtet und die Sammlungen angelegt.

Von hier sind Johannes Müllers Arbeiten ausgegangen, die dadurch eine neue Arbeitsweise der Anatomen begründet haben, dass sie die Verhältnisse der individuellen Entwicklung eines Lebewesens und die einfachsten Formen eines Tierkreises in die Untersuchungen einbezogen. Den Ergebnissen dieser Arbeiten verdanken wir manche neuen anatomischen und eine Fülle vergleichend anatomischer Kenntnisse. In Müllers Arbeiten sind die Grundlagen für die Zellenlehre gelegt worden und wiederum in Bonn hat etwas später der Zellbegriff seine neue, moderne Fassung angenommen. Neben Mayer und Müller wirkte hier Moritz Weber, der durch die Herausgabe seines anatomischen Atlasses in Lebensgrösse (1830) bekannt geworden ist[1]).

In den ersten Jahrzehnten des Jahrhunderts nahm die Gallsche Gehirn- und Schädellehre einen breiten Raum im Interesse der Mediziner ein. Walther hatte schon 1804 in temperamentvoller Weise das Publikum für Gall interessiert[2]), als dieser wegen des materialistischen Zuges seiner Lehre von der Wiener Regierung gemassregelt worden war, und E. Bischoff hatte etwas später eine musterhafte Darstellung der Gallschen Lehren veröffentlicht[3]). Mayer hat die Lehre mehrfach in Vorlesungen behandelt und zahlreiche Objekte dazu in seine Sammlung aufgenommen. Und in der Tat, haben die der Gallschen Lehre unterlegten anatomischen Forschungen wichtige Entdeckungen im Bau des Zentralnervensystems aufzuweisen, wie die Wiederentdeckung der Kreuzung der Pyramidenbahnen; bedeutende zeitgenössische Anatomen[4]) haben den neuorientie-

---

1) M. J. Weber, Anat. Atlas d. menschl. Körpers, Düsseld. 1830/33.

2) Ph. F. Walther, Darst. d. Gallschen Gehirn- u. Schädellehre, München 1804.

3) C. H. E. Bischoff, Darstell. d. Gallschen Geh. u. Schädellehre Berlin 1805.

4) Besonders Loder u. Sömmering.

renden Einfluss Galls gerühmt und heute gilt der Autor der so lange verlachten Lehre als ein Vorläufer moderner Gehirnlokalisationsbestrebungen, während die unleugbaren Fehler seiner Lehre seiner grobdrähtigen Psychologie zugeschoben werden.

Ein grosser Zug kam aufs neue in die Bonner Anatomie durch **Max Schultze**, der nach Helmholtz den nun selbständig gemachten Lehrstuhl der Anatomie einnahm. Seine Wirksamkeit liegt wesentlich auf allgemein-anatomischer Seite. Die Zellenlehre, von Schwann 1839 auf den Tierkörper angewandt, hatte sich zunächst als eine äusserst nützliche, morphologische und genetische Annahme erwiesen. Dann aber trat Stillstand und ein andauernder Streit um den Zellbegriff ein, den Max Schultze 1861 dadurch behob, dass er die Nebensächlichkeit der Zellmembran und die lebentragende Eigenschaft des Protoplasma betonend, eine neue, fruchtbare Definition der Zelle aufstellte[1]); ihre Wirkungen erstrecken sich bis zu unserer Zeit hin.

Diese Zellenlehre war aus mikroskopischen und mikrochemischen Untersuchungen hervorgegangen und dementsprechend hat Schultze die Mikroskopie so gefördert, dass ihr wachsender Einfluss auf die Folgezeit seinem Wirken zugeschrieben wird. Er hat die mikroskopische Arbeitsweise durch die Einführung der heizbaren Objekttische (zum Studium lebendiger Elemente und Kleinlebewesen) und der „physiologischen Flüssigkeiten" gefördert[2]). In den physiologischen Flüssigkeiten, das sind tierische Feuchtigkeiten, etwa Liquor amnii oder Humor aquaeus, die durch Jodzusatz haltbar gemacht wurden, hatte Schultze ein gegen das Zelleben indifferentes Medium zur Zurichtung und Betrachtung frischer Objekte unter dem Mikroskope gefunden. Wenn diese Methode der lebendfrischen Untersuchungen auch heute vor den Härtungs-und Einbettungsmethoden zurückgetreten ist, so birgt der Chemikalienschrank des Mikroskopikers dennoch zahlreiche

---

1) Über Muskelkörperchen und was man eine Zelle zu nennen habe, Arch. f. An. u. Phys. u. wiss. Med., (Reichers und Du Bois), Jahrg. 1861 S. 1, Leipzig 1861.

2) Virchows Archiv, Bd. XXX (1864) S. 263.

Stoffe, die Max Schultze eingeführt hat, wie die Überosmiumsäure, die Chromsäuregemische, das Kali aceticum.

Seine glänzenden Einzeluntersuchungen widmete er mit Vorliebe den Nervenendigungen der Sinnesorgane, besonders im Labyrinthe des inneren Ohres und dem Bau der Retina des Auges. Sein Meisterschüler, der früh verstorbene Otto Deiters, hat die gleichen Gebiete und den feineren Aufbau des Zentralnervensystems mit epochemachenden Arbeiten bereichert. An ihn erinnern einige Namen in der älteren anatomischen Nomenclatur.

Nach Max Schultzes Tode 1874 wurde Freiherr von La Valette St. George mit dem rein anatomischen, von Leydig mit dem vergleichend anatomischen Lehrauftrag betraut. Der erstere ist durch seine Studien zur Spermatogenese und zur Zellenlehre bekannt geworden, der letztere war es bereits durch ein führendes Lehrbuch der noch jungen mikroskopischen Histologie[1]). Professor von Leydig trat 1887, von La Valette 1906 in den Ruhestand. Seit Ende der siebenziger, beziehungsweise achtziger Jahre waren im akademischen Lehramt M. Nussbaum und P. Schiefferdecker tätig. Nussbaum, ein Forscher, dessen Gedankenkreise sich mit denen A. Weismanns berühren, vertrat von 1907—15 das Fach der Biologie, in dem er sich ausgezeichnet hatte. Schiefferdecker verdankt die Histologie mühevolle Untersuchungen über Muskel und Nerv und die Einbettungsmethode in Celloidin.

Auf La Valette folgte R. Bonnet, dessen Arbeiten besonders der Embryologie und der vergleichenden Entwicklungsgeschichte zugewandt sind. Im Lehramte wird der Ordinarius seit 1911/12 von F. Heiderich unterstützt. Zur Zeit des Abschlusses dieser Arbeit (1920) ist J. Sobotta der Hauptfachvertreter der Anatomie, der als Erster die Morphologie und Physiologie des Befruchtungsvorganges am Säugetier beschrieb und als Herausgeber vielverbreiteter Atlanten bekannt ist. Im

1) F. von Leydig, Lehrb. d. Histol. d. Mensch. und der Tiere, Frankf. 1867.

letzten Lustrum hat O. Dragendorff als Privatdozent der Anatomie sich betätigt. Als Max Schultzes Assistenten haben die beiden hochgeschätzten Brüder O. und R. Hertwig in Bonn gelernt und gewirkt; aus La Valettes Schule ist D. Barfurth hervorgegangen.

Zu Beginn unseres Zeitraumes ist die Anthropologie ein beliebter Lehrgegenstand in Bonn. Sie wird hier von Ärzten vorgetragen, aber dennoch scheint der pragmatische Teil — eine populär-psychologisierende Betrachtung des praktischen Lebens, wie sie Kant 1790 in seiner Anthropologie vorgetragen hat[1]) — mehr zu interessieren als der somatische. Der Charakter der damaligen Anthropologie als eines „Bildungsfaches" erklärt Walthers sonst befremdendes Urteil, dass nämlich die Anthropologie eine Erfindung deutscher Schulmeisterei sei. Diese Verhältnisse änderten sich gänzlich, als H. Schaaffhausen das Fach zu lehren begann, der eigene gründliche Untersuchungen besonders auf dem Gebiete somatischer, prähistorischer Anthropologie (Neandertalfunde)[2]) aufzuweisen hat. Seine Wirkungszeit fällt mit dem Aufblühen der Anthropologie als eigenes Forschungsgebiet zusammen und seine Lebensarbeit ist an den Fortschritten seines Faches beteiligt. Nach seinem Tode war die Anthropologie lange Jahre in Bonn nicht vertreten. Im letzten Decennium aber hat das vereinigte Interesse und das glückliche Zusammenwirken des Anatomen Bonnet, des Geologen Steinmann und des Physiologen Verworn ein warmes Interesse für die Anthropologie neugeweckt. Vorgetragen wird gegenwärtig Anthropologie von P. Schiefferdecker.

Die **pathologische Anatomie** hatte etwa mit Beginn der vierziger Jahre ein neues Gesicht gezeigt. Johannes Müller

1) Ausgew. Werke, herg. v. Hartenstein (2. Ausg.), Bd. VIII, Leipzig 1878.

2) H. Schaaffhausen, Kenntn. d. alt. Rasseschädel, Arch. f. An. u. Phys. u. wiss. Med. (Joh. Müller), 1858.

hatte die Erforschung der Geschwülste mit dem Mikroskop angegriffen; Rokitansky förderte sein Fach soweit, dass man von „anatomischer Pathologie“ zu sprechen begann, die der Klinik eine Stütze, dem Experiment eine Möglichkeit bot, und bald sollte Virchow ihr in seiner Cellularpathologie ein fruchtbares heuristisches Prinzip geben. Das Fach trat mit der Kraft einer aufsteigenden Strömung in den Vordergrund der Medizin, es verlangte gebieterisch nach spezialistischer Vertretung. Der Chirurg C. O. Weber hatte seinen Lehrer Wutzer Jahre hindurch erfolgreich unterstützt und vertreten, hatte aber nach dessen Erblindung 1856 die Stelle seines Meisters nicht erhalten. Er wurde durch eine neugeschaffene Professur der pathologischen Anatomie entschädigt, denn auch in diesem Fache hatte er sich bereits ausgezeichnet. Aus seinen Vorträgen in der Niederrheinischen Gesellschaft für Natur- und Heilkunde sieht man mit Bewunderung, wie der geniale Mann das ganze Gebiet der Biologie mit Einschluss von Zoologie und Botanik beherrscht. Durch diese Professur in der Pathologie reifte er zu dem Führer in der allgemeinen Chirurgie heran, als den wir ihn kennen.

An seine Stelle trat 1865/66 der geschätzte E. Rindfleisch, ein Virchowschüler, der über seines Meisters Kreise hinaus strebte. Sein Name wird heute genannt, wo man von Neovitalismus spricht, den er in seiner Würzburger Zeit unter vielem Beifall aufgestellt hat[1]. Es scheint ein psychologisches Gesetz zu sein, dass in der Biologie die mechanischen und die vitalistischen Gesichtspunkte einander ablösen; für den Neuling ist diese beständige Veränderung befremdend, aber die Historie freut sich über den Wechsel in der Herrschaft, sieht sie doch das eine Mal das strenge Ausmessen der Erscheinungen, das andere Mal das liebevolle Einfühlen in die Natur an einer gemeinsamen Aufgabe arbeiten. Auch die Bonner Studien Rindfleischs sind voll biologischen Neulebens, hat er doch in der Geschwulstlehre das Physiologische im Wachstum der Neubildung, das Organartige in ihrem Dasein betont. Ebenso hat er in Bonn die

---

1) s. S. 4 Anm. 2.

Kleinlebewesen und ihre Beziehungen zu Fäulnis und Krankheit eingehend untersucht[1]). Es waren damals Pasteurs geniale Arbeiten gerade zehn Jahre bekannt, Listers Wundschutz erlebte eben in Deutschland seine erste Anerkennung und die Zeit rückte heran, wo die Mikroorganismen sich in den Brennpunkt des medizinischen Denkens einstellten. Rindfleisch hat als verständiger Vitalist die Tatsache nicht aus den Augen verloren, dass die Infektion ein verwickeltes Spiel von Aktion und Reaktion zweier organischer Systeme darstellt, und hat dies durch seine Betonung von Disposition und Immunität zum Ausdruck gebracht. Unter seinen speziellen Arbeiten ist besonders seine Darstellung der Tuberkulose zu nennen, die durchweg auf eigenen gründlichen Untersuchungen basiert, bahnbrechend gewirkt hat und zu einem sicheren Besitzstande unseres Wissens geworden ist (Borst). Unter Rindfleisch und kurze Zeit noch nach seinem Weggang (1871/72) hat in Bonn Joh. Orth gewirkt, der später Virchows Berliner Lehrstuhl eingenommen hat.

Im Jahre 1874 folgte auf Rindfleisch K. Köster, der ein Schüler v. Recklinghausens war. Er war ein mechanistisch gestimmter Forscher, dazu ein Lehrer, dessen reiche Begabung und temperamentvolle, wohlwollende Persönlichkeit die reichsten Anregungen darbot. Von seinen Arbeiten sind jene über Carcinombildung und Gefässveränderungen die bedeutendsten. Aus seinem Institute sind L. Jores und B. Fischer hervorgegangen. Seit seinem Tode 1905 vertritt sein und Leydigs Schüler H. Ribbert das Fach. Über fast alle Gebiete der allgemeinen Pathologie und der pathologischen Histologie erstrecken sich seine Arbeiten, unter denen die Untersuchungen zur Genese des Carcinoms am bekanntesten geworden sind. Als Privatdozent des Faches hat im letzten Lustrum P. Prym gewirkt.

E. Bischoff, der erste Bonner **Pharmakologe,** teilt mit Naumann das Schicksal, dass seine philosophische Grund-

1) M. Borst, G. E. von Rindfleisch, Würzburg 1909 (Verein f Phys. u. Med. Verhandlungen).

stimmung ihm in der Jugend nützlich gewesen ist, während sie später einen Vorwurf gegen ihn bildet. Dass Bischoff trefflich darstellen konnte, zeigt die (schon genannte) Schrift über Galls System. Sein Hauptwerk, die „Lehre von den chemischen Heilmitteln"[1]) stützt sich auf naturphilosophische Grundlagen und ist mit spekulativen Betrachtungen durchwebt. Allerdings muss sich der Leser billig sagen, dass viele der darin berührten unmodernen Fragen von unserm entsagungsfrohen Positivismus nur zurückgeschoben, nicht gelöst oder verworfen wurden. Vom experimentellen Geiste Magendies ist freilich in diesem Buche nichts zu verspüren, wenn auch hier und da fremde Tierversuche (Orfila) erwähnt sind; dafür ist es aber mit entschiedener Neigung zur Chemie und mit grossem Fleisse geschrieben.

Für den Geist des Zeitalters ist die Stoffanordnung des Werkes bezeichnend. Die Arzneikörper werden in negativ elektrische (basische), indifferente und positiv elektrische (saure) eingeteilt, und dabei wird den ersteren eine vorwiegende Wirkung auf die Sensibilität, den mittleren Wirkungen auf die plastischen Kräfte, den letzteren Einfluss auf die Irritabilität zugeschrieben. Die gesamten, so eingeteilten Heilmittel, bilden aber eine stetige Reihe, die auf der einen Seite polar mit dem Wasserstoff und dem Moschus beginnt, über Eiweiss, Zucker und Fett hinwegführt, um auf der anderen Seite mit dem Eisen und dem Sauerstoff polar zu enden. Bei vielen Einzelstoffen, so etwa bei Alkohol und den scharfstoffigen Drogen, unterscheidet Bischoff eine positive (erregende) und eine negative (lähmende) Wirkung. Meines Erachtens liessen sich diese Gedanken ungezwungen in eine, auch uns geläufige Form giessen, für die Ehrlich und Hueppe das Muster angegeben haben.

Bischoff und Windischmann, die ausgesprochenen Naturphilosophen, haben Söhne erzogen, die sich in der empirisch-experimentellen Naturwissenschaft ausgezeichnet haben. Windischmann der Jüngere wurde durch einen frühen Tod

---

1) Bonn 1825—31.

dem Löwener Lehrstuhl der Anatomie und einer hoffnungsreichen Zukunft entrissen; Bischoff der Jüngere wurde der gefeierte Münchener Anatom und Embryologe. Beide haben ihre Lehrtätigkeit in, Bonn begonnen.

Bischoffs Nachfolger H. Albers war ein Mann von vielseitigem Eifer. Er hat klinische Medizin, pathologische Anatomie, Psychiatrie und Pharmakologie gelehrt, ja, als fleissiger Schriftsteller noch weitere Gebiete literarisch behandelt. Er hat uns, zweifellos ein Verdienst, den ersten deutschen Atlas der pathologischen Anatomie (1832/67) geschenkt[1]). Als Pharmakologe hat er sich gerne mit den isolierten wirksamen Bestandteilen der Drogen beschäftigt, von denen ein Teil damals noch neu war. Er hat gelegentlich, wenn auch ohne eigenes Institut, experimentell am Tier gearbeitet.

Auf ihn folgte C. Binz, ebenfalls ursprünglich Kliniker, der durch die Begründung eines Institutes und Einbürgerung der physiologischen Arbeitsmethoden die zu dieser Zeit sich abspielende Wandlung der Pharmakologie von einem Lehrfache und einer klinischen Hilfswissenschaft zu einem biologischen Wissensgebiete als einer der Ersten durchführte. Durch seine Untersuchungen, besonders über Chinin und Alkohol, ist er ein hochgeschätzter Forscher geworden. Aus diesem Institute sind A. Geppert und H. Schulz hervorgegangen; Behring, Preyer, Koch haben hier gastliche Arbeitsstätten gefunden. Auf Binz folgte H. Leo, der vorher die medizinische Poliklinik geleitet hatte; seine Arbeiten liegen auf chemischem, klinischem und pharmakologischem Gebiete. Als Privatdozent des Faches hat sich im letzten Dezennium C. Bachem betätigt.

Die öffentliche Gesundheitspflege hat sich in der Mitte des Jahrhunderts besonders an den sanitären Bestrebungen und Einrichtungen des damals schon reichen England orientiert. Auch C. Finkelnburg hat seine **hygienischen** Arbeiten mit

---

1) Bonn 1832—67, IV Bd.

einer Darstellung der ihm vertrauten englischen Verhältnisse (1874) begonnen. Danach hat er sich der naturwissenschaftlich-experimentellen Hygiene Pettenkofers angeschlossen. Die Hauptverdienste dieses temperamentvollen Mannes, der auch ein Psychiater von Ruf war, liegen auf dem Gebiete der Gesetzgebung. Er hat es daneben verstanden (zusammen mit Lent) in den Rheinlanden einen breiteren Kreis für die Mitarbeit an hygienischen Aufgaben grossen Stiles zu gewinnen.

Einige Jahre nach seinem Rücktritte erhielt D. Finkler den Lehrauftrag für Hygiene, ein Schüler von Pflüger und Rühle; er hat die Gründung eines bescheidenen Institutes durchgesetzt. Besonders erfolgreich war sein Bestreben die Volksernährung durch Erschliessung billiger Eiweisquellen (Tropon) zu verbessern. Finklers Nachfolger wurde W. Kruse, sein langjähriger Mitarbeiter als Leiter des bakteriologischen Laboratoriums im Institut. Besonders bekannt sind seine Studien über den Erreger der Dysenterie geworden. Nach kurzer Wirksamkeit hat Kruse Bonn verlassen. Im letzten Lustrum (1913—18) waren A. Seitz und E. H. Selter als Privatdozenten des Faches tätig; etwas früher noch H. Reichenbach als Extraordinarius. Seit 1914 ist R. O. Neumann der Vertreter der Hygiene, dessen Hauptarbeitsgebiete Wasserversorgung, Ernährung, Stoffwechsel, Bakteriologie und die Tropenkrankheiten bilden.

Wenn wir rückschauend das Gesagte überblicken, so zeigt sich einmal, dass Bonn einen getreuen Spiegel der Entwicklung ärztlicher Kunst und Wissenschaft in Deutschland bildet. Anfangs beherrscht die Naturphilosophie die Geister, aber schon regt sich das Interesse für physikalische Diagnostik, dann setzt sich die Physiologie als Naturwissenschaft durch und führt das medizinische Denken auf allen Gebieten, bis sie ihre Herrschaft an den anatomischen Gedanken in der Pathologie abtritt, der sie später mit den neuen ätiologischen Erkenntnissen teilt, während in der neuesten Zeit ein Erstarken der Klinik durch therapeutische Strebungen zu bemerken ist. Alle diese Richtungen haben sich nicht einfach abgelöst, sondern jede wirkte in einer tieferen Schicht weiter, wenn eine neue Strömung die Oberfläche bewegte. Andererseits aber hat Bonn wie eine Leuchte die Strahlen seiner grossen Lichter in die Welt hinausgehen lassen und hat sein redliches Teil zu der Aufklärung und Erhellung der medizinischen Welt in Deutschland beigetragen.

Die Institute der medizinischen Fakultät.

Für die Medizin als Erfahrungswissenschaft waren bei Gründung der Universität zwei Anstalten vorgesehen, das anatomische Theater und das Klinicum [1]. Das anatomische Theater war die Stätte für die rein anatomischen und physiologischen Studien, aber auch für die vergleichend-anatomischen und die pathologisch-anatomischen Arbeiten; in der Mitte des Jahrhunderts gingen aus ihm das physiologische und das pathologische Institut hervor. Das Klinicum umfasste eine medizinische, chirurgische und geburtshülfliche Klinik, jede verbunden mit einer poliklinischen Einrichtung. Die Poliklinik der medizinischen Klinik wurde Anfang des 20. Jahrhunderts (1903) zu einem eigenen Institute umgeschaffen; der chirurgischen Klinik waren in den siebziger und achtziger Jahren die Spezialkliniken für Augenleiden und für Haut- und Geschlechtskrankheiten und die Poliklinik für Ohrenleiden zur Seite getreten. Eine Klinik für psychische und Nervenleiden wurde 1908 als neueste Anstalt begründet. Schon in den dreissiger Jahren begegnen wir einem „Königlich pharmakologischen Apparat", der primordialen Anlage des späteren pharmakologischen Institutes. Am Ausgange des Jahrhunderts (1893) wurde ein Institut für Hygiene begründet, das auch die Arbeitsstelle für die Bakteriologie enthält.

Der klinische Betrieb begann im Mai 1819 und zwar mit dem wichtigsten medizinischen Lehrfache, das sachlich und methodologisch die Grundlage ärztlichen Wissens und Könnens ist, mit der inneren Medizin, indem Geheimrat Harless die Poliklinik in gemieteten Räumen eröffnete, die am Semester-

1) Vorlesungsverzeichnis 1819/20.

ende auf eine Krankenfrequenz von zweihundert Fällen zurückblicken konnte [1]). Die stationäre medizinische Klinik wurde im folgenden Semester von Nasse eröffnet, der dann auch die Poliklinik weiterleitete. Professor von Walther eröffnete die chirurgische Klinik im Juli 1819, während Professor Stein die geburtshülfliche Klinik ebenfalls erst im folgenden Semester in Betrieb nehmen konnte [2]).

Die gesamten klinischen Anstalten lagen im Universitätsgebäude zusammen [3]), nachdem der Plan, das Poppelsdorfer Schloss als Klinicum einzurichten, aufgegeben worden war. Die Geburtshülfliche Anstalt befand sich im Hauptgebäude und nahm das ganze zweite Obergeschoss zwischen den Türmen ein. Diese Räume haben noch bis ins neue Jahrhundert die Augenklinik beherbergt und sind nun zu Auditorien und Amtszimmern umgebaut. Die Anstalt umfasste fünf grössere Räume und dreizehn kleinere Zimmer [4]). Im Mittelpunkt der Anlage befand sich das Auditorium, das auch zu den Übungen diente und mit Bücher- Sammlungs- und Instrumentenschränken ausgestattet war. Nach beiden Seiten folgten Gebärzimmer, Wöchnerinnenzimmer, endlich die Wohnräume für die Schwangeren und das Personal. Die Klinik hatte sechsundzwanzig Betten, doch waren im zweiten Betriebsjahr durchschnittlich nur sechzehn Betten belegt, aber der Direktor hofft von einer Reihe von Umständen eine Erhöhung der Frequenz, unter ihnen auch von der Einführung von Fornicationsstrafen (Document humain!), die das französische Gesetz nicht gekannt hatte. Es ist ein zweifelloses Verdienst von Professor Stein, dass er sich sogleich die Erlaubnis erwirkte, auch gynaekologische Fälle in die Klinik aufnehmen und behandeln zu dürfen.

---

1) Jahrbuch der preuss. Rhein-Univ., I. (einziger) Bd., Bonn, 1819 ff., S. 292.

2) Ebenda S. 293.

3) Vgl. Hundeshagen, Stadt u. Univ. Bonn, Bonn 1832; ferner Schilderung und Grundrisse d. Gebäude i. Ak. Jahrb. (s. o. Anm. 1) und Nasses Schilderungen (s. S. 7 Anm. 3).

4) Nur nach dem Grundrisse im Ak. Jahrb.

Die medizinische und die chirurgische Klinik teilten sich in den zweigeschossigen Südwestflügel des Universitätsgebäudes, der bis vor kurzem das physikalische Institut enthielt und nun grösstenteils dem kunsthistorischen Institute eingeräumt ist. Von hier aus, als dem Grundstock, griffen die klinischen Anstalten aber noch in anstossende Gebäudeteile über. So gehörten die oberen westlichen Turmsäle des Hauptgebäudes zu den klinischen Anstalten, und ebenso setzten sie sich in den ebenerdigen, eingeschossigen Gebäudeflügel fort, der den Grundstock mit der Strasse „Am Hof" verbindet und erreichten längst dieser Strasse fast den Haupteingang des Arkadenhofes. In den letztgenannten Gebäudeteilen lagen die poliklinischen Sprech- und Wartezimmer, die von den Internisten und Chirurgen gemeinsam benutzt wurden; dort war auch, wie mir scheint, die Badeanstalt, in der die Kranken, aber auch das Stadtpublicum, warme, russische und Tropfenbäder erhalten konnten. Die Einrichtung geht offenbar auf das Vorbild von Reils Hallenser Badeanstalt zurück. Als einziger fremder Bestandteil im klinischen Bering schob sich das physikalische Kabinett zwischen Westflügel und Verbindungsbau ein, doch mag es seinen Eingang von der anderen Seite, vom zweiten Innenhofe aus, gehabt haben.

Der Südwestflügel selbst, der die stationären Kliniken enthielt, war in den kurkölnischen Tagen die eigentliche Privatwohnung des Kurfürsterzbischofs gewesen. Er bot die schönste Aussicht auf Siebengebirge, Hofgarten und Allee. Allerdings war dieser Flügel an der Stelle eines alten Bollwerkes erbaut worden [1]) und Reste davon ragten noch als Niveauunterschiede in das Bauwerk hinein; sie bildeten die „hängenden Gärten" in Höhe des ersten Stockwerkes, welche den Innenhof schmückten. Das ist der Grund, dass die feuchten Parterreräume [2]) nur zu Wirtschaftszwecken und Dienstwohnungen, nicht aber als Krankenzimmer Verwendung fanden. Im Erdgeschoss lag, nahe

1) Hundeshagen a. a. O.

2) Wutzer, Salubritätsv. d Stadt Bonn, Sitzungsb. d. Niederrh. Ges. für Natur und Heilk. 1858.

dem Verbindungsflügel, ein riesiger Küchenraum mit Nebengelassen; es ist derselbe Raum, der in der Kriegsnot unserer Zeit als Universitätskriegsküche eingerichtet worden ist. Über dieser Küche, also im ersten Obergeschosse, lag der chirurgische Operationssaal (heute Auditorium XVIII, Mensa academica) mit seinen Nebenräumen, Bandagensammlung usw. an die sich die Krankenzimmer der chirurgischen Klinik im westlichen Umfassungstracte des Flügelbaues anschlossen.

Die medizinische Klinik wurde gebildet von dem grossen Turmsaal des ersten Obergeschosses im Hauptgebäude und von acht Zimmern im Obergeschoss des Flügelbaues, die sich an ihn anschlossen. Sie war für dreissig Betten berechnet, von denen zwölf Freibetten waren. Zwölf Betten standen im grossen Saal, der Rest in fünf Zimmern; Patienten erster Klasse, ruhebedürftige und ansteckende Patienten erhielten ein eigenes Zimmer. Durch Abtrennung eines Stückes Korridor ist später auch ein Raum für die klinischen Sektionen geschaffen worden. Ausser dem Direktor waren zwei Assistenten vorhanden, deren einer geprüfter Arzt sein musste; zwei Wärterinnen und ein als Heilgehülfe geschulter Diener pflegten die Kranken. Zu ihnen kam noch eine Aufseherin und ein Hausmeister. Der Etat der medizinischen Klinik betrug 3200 Taler, dazu kamen noch 400 Taler von der Stadt, die für Armenkranke bezahlt wurden und eigene Einnahmen aus Pflegesätzen, die sich in den ersten Jahren im Durchschnitt auf 500 Taler stellten. Der Pflegesatz für die zweite Klasse war neun Groschen täglich, der der ersten fünfzehn Groschen und darüber. Nasse rühmt die gute Ausstattung der Klinik, er erwähnt den Besitz von elektrischen Apparaten und Schwitzeinrichtungen, sowie eine Büchersammlung für die Kranken und die Anfänge einer klinischen Bibliothek, die aus Bücherspenden der Studierenden erwuchs.

Die chirurgische Klinik war offenbar in Anlage und Ausstattung der medizinischen Klinik sehr ähnlich. In dem ersten Betriebsjahr waren durchschnittlich zwanzig bis vierundzwanzig Betten belegt und es gab hundertundsechzig

Aufnahmen und dreiundneunzig grössere Operationen. Darunter waren blutige Repositionen, komplicierte Frakturen, plastische Operationen, Krebs- und Organexstirpationen. Die fürstlich hohen und hellen Räume kamen den gesundheitlichen Verhältnissen zu gute, die Wundheilung in der Klinik wird später gerühmt [1]). Von Walther bemerkt, dass die Instrumentensammlung und die selbstgefertigte Bandagensammlung sehr vollständig seien. Augenkranke und Syphilitische wurden in die chirurgische Klinik aufgenommen, auch wenn ihr Leiden in unserem Sinne keiner chirurgischen Behandlung bedurfte; doch finden sich Syphilitische und Krätzige auch in der inneren Klinik.

Das anatomische Theater war ursprünglich am Ende des langen Südostflügels des Universitätsgebäudes untergebracht und nahm eine Front von elf Fenstern zwischen Coblenzer Tor und dem (modernen) Auditorium maximum ein [2]). Hier wirkten Professor Mayer, Prosektor Weber, zwei Assistenten, ein Diener, Wachsbossierer und Zeichner. Die Anatomie pflegte anatomische, vergleichende und pathologisch-anatomische Arbeiten, daneben die Experimentalphysiologie und die Mikroskopie. Hier haben die Studenten selbst präpariert und experimentiert, sowie die gerichtliche Sektionstechnik erlernt. Auch der chirurgische Demonstrationskurs (Operationskurs) wurde in der Anatomie abgehalten und dieser standen im W. S. 1820/21 sechzig Leichen zur Verfügung.

Die Fülle dieser Aufgaben liess sehr bald an die Schaffung eines eigenen Institutsgebäudes denken, das 1824, als erster Universitätsneubau, im Hofgarten erbaut und schon in den ersten drei Jahren seines Bestehens erweitert wurde. Der Architekt dieses reizvollen klassizistischen Gebäudes scheint allerdings mehr auf ästhetische Wirkung, als auf die Bedürfnisse einer Anatomie hingearbeitet zu haben, so dass manche lästige Änderung notwendig wurde. Wir besitzen eine Be-

1) Wutzer, Salubritätsv. d. Stadt Bonn, Sitzungsb. d. Niederrh. Ges. für Natur- und Heilk. 1858.

2) Nur nach dem Grundriss i. akad. Jahrb. I.

schreibung aus dem Jahre 1830[1]); damals lag der Hörsaal unter der Rotunde, im westlichen Saale und in der südlichen Galerie waren die bedeutenden Sammlungen aufgestellt, die zum kleinen Teil aus der kurkölnischen Universitätsanatomie stammten, zum anderen Teil durch Ankauf erworben, grösstenteils aber durch die eigene Arbeit des Institutes gewonnen worden waren. Der nordöstliche Gebäudeteil enthielt die Arbeitsräume für die Studenten und die Dozenten. Die Anatomieküche und die Leichenräume lagen im neuen Erweiterungsbau, die „Menagerie“ (die lebenden Versuchstiere) im Hofgebäude.

In den geschilderten Räumlichkeiten blieben die medizinischen Institute im wesentlichen, bis Mitte der siebziger und achtziger Jahre die Zeit der Neubauten von würdigen und für ihre Zeit grossartigen Heimstätten der Forschung und Lehre herankam. Hierbei darf es uns natürlich nicht wundernehmen, dass dieselben Einrichtungen, wie etwa die der inneren Klinik, die Nasse 1825 mit aufrichtiger Genugtuung erfüllen, später von Rühle 1864[2]) mit unverhohlener Missbilligung betrachtet und als die schlechtesten in Deutschland bezeichnet werden. In der Zwischenzeit sind nur einige kleinere Veränderungen oder Neugründungen zu bemerken. Im Jahre 1859 wurde Professor Pflüger hierher berufen, der zum erstenmale die Physiologie ohne die Anatomie zu vertreten hatte. Daher arbeitete er nicht mehr im anatomischen Institute, sondern in einem provisorischen Laboratorium im sogenannten Pavillon der Universität, dem eingeschossigen, nordöstlichen Eckgebäude gegenüber der Bischofsgasse. Im Jahre 1861 wurde der Chirurg C. O. Weber zum Direktor eines zu schaffenden pathologisch-anatomischen Institutes ernannt und dieses darauf in den Kellerräumen der Anatomie eingerichtet, obwohl das Geschoss

1) Mayer, A. F. Bericht über das an. Inst. in Bonn, entworfen 1830. Bonn o. J.

2) Rühle, Mittlg. aus der med. Klinik und Poliklinik der Univ. Bonn, Deutsch. med. Woch. 1888, 1, S. 11.

1830 für unbenutzbar erklärt worden war. Endlich gründete Th. Sämisch 1863 eine Privataugenheilanstalt in Bonn, die allerdings erst zehn Jahre später als Universitätsinstitut übernommen wurde, gewiss aber schon damals den Zustrom der Augenkranken von der chirurgischen Klinik abzog und selbst als ein organisches Vorstadium der Universitätsaugenklinik betrachtet werden muss.

Zu Anfang der siebziger Jahre, begann dann die Umgestaltung der medizinischen Anstalten mit dem Bau der neuen geburtshülflichen Klinik 1872 auf einem Gelände vor dem Cölntor, das Exerzier- und Reitplatz gewesen war, und das teilweise noch einige Zeit dieser Bestimmung erhalten blieb. Dort wurde auf einer Terrasse am Flussufer, sicher über dem Hochwasserstande des Rheines, nach den Vorschlägen des Professor Veit ein mustergültiges Institut in einem Monumentalbau errichtet, dem sehr verspätet 1892/93 der Titel einer Universitäts-Frauenklinik beigelegt wurde, um auszudrücken, dass neben der Geburtshülfe auch die Gynäkologie hier gepflegt werde. Seit ihrer Errichtung hat die Frauenklinik mehrfach bauliche Verbesserungen und Erweiterungen erfahren. So wurde 1891/92 der Operationssaal mit amphitheatralischer Einrichtung versehen und 1893/94 (Fritsch) erfuhr das gesamte Innere eine Neuordnung. Es wurde das Erdgeschoss der gynäkologischen Poliklinik, das erste Obergeschoss der geburtshülflichen Station und das zweite Obergeschoss der gynäkologischen Station zugewiesen; ein neuer Operationssaal wurde eingerichtet. Im Jahre 1902/03 wurde eine beträchtliche Erweiterung dadurch gewonnen, dass das benachbarte, aber tief gelegene Wirtschaftsgebäude erhöht und zum Anschluss an die Klinik gebracht wurde. So waren neue Wohnräume für Schwangere gewonnen. Ein Ausbau des Dachgeschosses vom Südflügel 1910/11 gewährte neue Räume für Hebammenschülerinnen. In neuester Zeit 1912/13 wurde im Garten der Frauenklinik ein eigenes Haus als Dienstwohnung des Direktors errichtet und die Räume der bisherigen Dienstwohnung für Auditorien und Laboratorien benutzt. Sogar während des Krieges konnten neue Operationsräume und Kreissäle fertiggestellt und in Benutzung genommen werden. Seit Jahren verfügt die Klinik auch über eine therapeutische Röntgeneinrichtung.

Im Jahre 1886/87 — dem ersten Jahre, dessen statistische Zahlen in der Chronik der Universität mitgeteilt wurden — hatte die geburtshülfliche Station 411 Aufnahmen und in der Poliklinik 44 Fälle; die gynäkologische Station hatte 371 Aufnahmen und in der Poliklinik 253 Fälle. Das ärztliche Personal bestand ausser dem Direktor aus drei Assistenzärzten und zwei älteren Studenten, die jedes Vierteljahr wechselten (Hauspraktikanten). Dagegen waren 1913 — als dem letzten Normaljahre vor dem Kriege — die Zahlen wie folgt: In der geburtshülflichen Klinik fanden 1200 Geburten statt, durch die Poliklinik wurde in 653 Fällen Hülfe geleistet; in der stationären gynäkologischen Abteilung wurden 860 Frauen, in der gynäkologischen Poliklinik 3848 Frauen behandelt. Das ärztliche Personal bestand in diesem Jahr aus dem Direktor, einem Oberarzt und vier Assistenzärzten [1]). Die Direktion der Klinik führten nacheinander die Prff. Stein, Kilian, Veit, Fritsch; zur Zeit ist Prof. von Franqué Direktor.

Die Wahl des Bauplatzes für die Frauenklinik muss als glücklich empfunden worden sein, denn sie hat die sämtlichen klinischen Institute nach sich gezogen. Zunächst musste allerdings im wörtlichen Sinne der Boden bereitet werden, bis der klinische Bering an der Theaterstrasse so hergerichtet war, wie er sich heute unsern Blicken darstellt. Im Jahre 1877/78 wurde der Platz eingefriedigt und kanalisiert; wahrscheinlich wurde auch damals die hohe Böschungsmauer nach der Wachsbleiche errichtet. Im folgenden Jahre wurde die Theaterstrasse bis zum Rheine durchgeführt und wohl gleichzeitig das Gelände

1) Diese und die folgenden stat. Mittlg. sind den Chroniken und Personalverz. der Univ. entnommen.

auf dieser Seite abgeböscht. Ein Pförtnerhaus und ein klinisches Wirtschaftsgebäude wurde errichtet. Im Jahre 1882 wurde ein Obduktionshaus, eine Leichenkapelle und ein Isolierhaus fertig gestellt, welches je einen Saal für Männer und Frauen, zwei Einzelzimmer, Bad und Teeküche enthielt.

Inzwischen war 1875/76 der lang geplante Neubau der medizinischen Klinik und 1877/78 der Neubau der chirurgischen Klinik in Angriff genommen worden. Die erstere wurde Juli 1882 in Betrieb genommen, die letztere Oktober 1883. Der Neubau der medizinischen Klinik bot Raum für 80 Betten. Die Klinik wurde im Laufe der Zeit beträchtlich vergrössert. Durch einen Erweiterungsbau im Jahre 1898 wurde Raum für 28 neue Krankenbetten und für Liegehallen zur Behandlung Lungenkranker geschaffen; durch einen solchen von 1901 wurde ein hydrotherapeutisches Institut der Klinik angegliedert; ein Neubau von 1909 ermöglichte die Einrichtung einer grösseren Säuglingsstation und die Vergrösserung der Ambulanzräume. Der Hörsaal ist 1891 und 1910 umgestaltet worden, in diesem Jahr ist auch ein Ambulanzwarteraum eingerichtet worden. Im Jahre 1891 wurde eine eigene Laboratoriumsbaracke in unmittelbarer Nachbarschaft der Klinik erbaut, die einen chemischen Arbeitsraum mit Wägezimmer, Mikroskopierzimmer, bakteriologischen Arbeitsraum und Experimentierzimmer enthält und die durch einige Tierställe noch erweitert worden ist. Der in der Klinik so gewonnene Raum wurde zur Aufstellung von Kinderbetten benutzt. Das ebenfalls nahegelegene Isolierhaus (s. oben) wurde 1892/93 vergrössert und zum Teil an die chirurgische Klinik überwiesen.

In den achtziger Jahren bestand eine Reihe mehr oder weniger selbständiger Arbeitseinrichtungen an der medizinischen Klinik, die ihren Schwerpunkt im poliklinischen Betriebe suchte; so die Hals- und Nasenpoliklinik, die Professor Burger 1883 begründet hatte, um das Material für den laryngologischen Unterricht zusammenzubringen; ferner die Nervenpoliklinik (Rumpf), die Kinderpoliklinik, die bis in die sechziger Jahre zurückgeht (Binz, Burger, Ungar), die elektrotherapeutische

Einrichtung und die propädeutische Klinik (Finkler). Die meisten dieser Einrichtungen wurden 1888 (Schultze) der allgemeinen Poliklinik und der Ambulanz eingegliedert, von denen die erstere für die Stadtkranken zu sorgen hatte, letztere für die auswärtigen Patienten, die konsultatorisch den Rat der Klinik in Anspruch nehmen. Die Nervenambulanz und die Kinderpoliklinik bestehen heute noch.

Im Jahre 1886/87 fanden in der stationären Klinik 707 Kranke mit 17433 Pflegetagen Aufnahme. Die Poliklinik hatte eine Frequenz von 4049 Personen, und die Kinderpoliklinik eine solche von 1468. Im Jahre 1913 waren die Zahlen folgendermassen: In der stationären Klinik waren 2310 Kranke mit 46876 Pflegetagen in Behandlung, in der Ambulanz wurden 4486 Kranke, in der Kinderpoliklinik 2154 Kinder untersucht. Der Direktor wurde vom Leiter der Ambulanz, von einem Oberarzt und fünf Assistenzärzten unterstützt; ausserdem wurde die Kinderpoliklinik von Professor Ungar abgehalten. Die Leitung der medizinischen Klinik haben hintereinander geführt: Nasse, Naumann, Rühle, Schultze, A. Schmidt; gegenwärtig leitet C. Hirsch die medizinische Klinik.

Die medizinische Poliklinik wurde Oktober 1903 als selbständiges Universitätsinstitut von der medizinischen Klinik abgetrennt und nach der Wilhelmstrasse verlegt. Hier, am Ende der Strasse, fast gegenüber dem Rückausgange des klinischen Beringes, hatte Rindfleisch 1866 ein altes herrschaftliches Haus mit Garten und Zubehör gemietet [1]) und als pathologisches Institut eingerichtet. Dieses Haus, Wilhelmstrasse 33, beherbergt jetzt das pharmakologische Institut und es wurde zu Beginn des Jahrhunderts der *Kristallisationspunkt für eine neue Ansammlung medizinischer Anstalten*. Rechts von ihm, Wilhelmstrasse 35/37, fand die Ohrenpoliklinik ihre Stätte, links, Wilhelmstrasse 31, wurde die neue medizinische Poli-

---

1) Nach Köster, Bericht über die Eröffnung des neuen path. Instituts, Chronik 1886/87.

klinik untergebracht, während die neuerbaute Augenklinik auf den abgetrennten Gartengrundstücken rückwärts ihren Platz fand. Alle diese Veränderungen sind im Jahre 1903 zum Abschluss gekommen. Die Lage dieser poliklinischen Einrichtungen in der verkehrsreichen Wilhelmstrasse erleichtert den Besuch durch die Kranken; die gegenseitige Nachbarschaft fördert den Austausch, und die Nähe der übrigen klinischen Anstalten kommt der Bequemlichkeit der Studien und der Zeiteinteilung zugute.

Hier also erhielt die medizinische Poliklinik ihr eigenes Gebäude, das mit Untersuchungsräumen, Laboratorium und Hörsaal ausgestattet ist. Im Jahre 1909 wurde eine diagnostische und therapeutische Röntgenanlage eingebaut und das Laboratorium vergrössert. Hervorzuheben ist die Tätigkeit der Poliklinik auf dem Felde der Tuberkulosenbekämpfung. Schon im Jahre 1905 (Leo) übernahm sie die Leitung der städtischen Tuberkulose-Fürsorgestelle; die Stadt stellte ihr die Mittel für einen besonderen Assistenzarzt und für eine Fürsorgerin zur Verfügung. Im Jahre 1913 kam eine Fürsorgestelle für den Landkreis Bonn hinzu, nachdem 1911 eine Tageserholungsstätte mit sechzig Liegestühlen geschaffen worden war (Krause). Auf diesem Gebiete arbeitet die Poliklinik mit einem weiteren Kreise (Vereine für die Tuberkulosefürsorge) zusammen. Zuerst bestanden zwei Assistentenstellen an der Poliklinik, seit 1905 zählt das Verzeichnis drei Assistenten. Im zweiten Halbjahr des selbständigen Bestehens wurden die Sprechstunden von 1010 Kranken besucht, während 330 Kranke in ihrer Wohnung ärztliche Behandlung erhielten; im Jahre 1913/14 waren es 3858 Kranke in der Sprechstunde und 1165 Patienten in der Stadt. Zuerst leitete H. Leo, dann P. Krause die Poliklinik.

Die stärkste räumliche Erweiterung hat seit Errichtung der Neubauten die chirurgische Klinik erfahren. Schon zwei Jahre nach Eröffnung des neuen Gebäudes, also 1885/86, wurde eine Erweiterung des Operationsflügels beantragt und wohl auch durchgeführt. Im Jahre 1895/96 (Schede) wurde eine bauliche Anlage geschaffen, um der Poliklinik neue Warteräume zu geben, ein Jahr später wurde ein aseptischer Operationssaal der Klinik angefügt. Wieder ein Jahr darauf, wurde ein Stockwerk auf den sogenannten Verbindungsbau aufgesetzt und so Raum zur Einrichtung einer septischen Station geschaffen. Im Jahre 1902/03 wurde ein neuer Flügel eigens für den poliklinischen Betrieb den älteren Gebäuden in der Südachse vorgesetzt und im Jahre 1907 wurde ein Neubau hergestellt, der ausser Krankensälen eine sogenannte Privatstation und einen grossen orthopädischen Turnsaal enthält, in dem Rückgratsverkrümmungen unter Aufsicht einer eigenen Lehrerin behandelt werden. Entsprechend den äusseren Veränderungen fand auch in der Verteilung der Arbeitseinrichtungen mannigfacher Wechsel statt. Dunkelkammer und Laboratorium für mikroskopische und bakteriologische Arbeiten waren 1897/98 eingerichtet worden.

Schon vorher, 1890/91, hatte die Klinik ihren Aufgabenkreis durch Einrichtung einer zahnärztlichen Poliklinik in einigen Kellerräumen erweitert (Boennecken). Diese Poliklinik blieb allerdings nicht dauernd in Verbindung mit der chirurgischen Klinik. Ebenso wurde 1898/99 ein Saal für Mechanotherapie und Massage eingerichtet und 1902/03 vergrössert und mit den Apparaten zur Heissluftbehandlung ausgestattet; die Jahresfrequenz desselben erreichte 1919 die stattliche Zahl von 3385. Ein Apparat für Röntgenstrahlen, deren Bedeutung für die Chirurgie naturgemäss zuerst erkannt wurde, war schon 1897/98 beschafft worden. Jetzt arbeitet die Klinik mit einem Apparat für Röntgenaufnahmen und mit zwei modernen Apparaten für Röntgentherapie. Im Jahre 1919 wurden 3912 Aufnahmen, 394 Durchleuchtungen und 2925 Bestrahlungen gemacht. Seit 1918 hat die Klinik durch einen Anbau die Möglichkeit der Behandlung chirurgischer Tuberkulose mit Freiluft und Sonne erhalten; sie verdankt diese segensreiche Einrichtung einer Stiftung (Dr. Backer) zum 60. Geburtstage des Direktors (Garrè). Gleichzeitig mit der ersten Röntgeneinrichtung wurde eine kleine elektrische Zentrale für die Beleuchtung des Operationssaales und für Galvanokaustik eingebaut und zwei permanente Bäder eingerichtet.

Im Jahre 1886/87 hatte die chirurgische Klinik 1024 Kranke in der stationären Abteilung und 4877 in der Poliklinik; im Jahre 1913/14 waren es dort 2470, hier 10083 Kranke. In diesem Jahre waren ausser dem Direktor, ein Oberarzt und fünf Assistenten an der Klinik angestellt. Die chirurgische Klinik wurde von folgenden Professoren nacheinander geleitet: v. Walther, Wutzer, Busch, Trendelenburg, Schede, Bier; gegenwärtig ist K. Garrè der Direktor.

Die Augenklinik ist aus der Privataugenheilanstalt des ersten ausschliesslichen Vertreters der Ophtalmologie, Professor Sämisch, hervorgegangen. Sämisch war Mitarbeiter von A. Pagenstecher (Wiesbaden) gewesen, ehe er sich in Bonn habilitierte; er gründete 1863 hier eine Privataugenheilanstalt nach dem Muster der nur wenige Jahre älteren Pagenstecherschen. Diese Klinik leitete er als Privatdozent und als Extraordinarius; Im Jahre 1872 wurde die Anstalt als selbständige Universitäts-Augenklinik vom Staate übernommen und ihr verdienstvoller Leiter 1873 zum ordentlichen Professor ernannt.

Im Jahre 1878 erhielt die Klinik Räume in der alten Frauenklinik im Universitätsgebäude, und 1883 wurde ihr dort eine räumliche Erweiterung gewährt, indem fünf neue Zimmer und Wohnung für einen zweiten Assistenten hinzugeschlagen wurden.

Im Universitätsgebäude ist die Augenklinik dann geblieben, bis 1903 die grossartige neue Augenklinik an der Wilhelmstrasse nach fast zwanzigjährigen Vorstellungen und Vorbereitungen bezogen werden konnte. Im Jahre 1886/87 wurden 653 Patienten in der stationären Klinik und 3286 Patienten in der Poliklinik behandelt. Dem Direktor standen zwei Assistenten zur Seite. Im Jahre 1913/14 waren es 1257 und 6954 Kranke; es bestanden vier Assistentenstellen an der Klinik. Der Gründer, Sämisch, leitete die Klinik bis 1907; seitdem ist H. Kuhnt der Direktor.

Ganz ähnlich wie die Augenklinik ist auch die Ohrenpoliklinik aus einer Privatanstalt herausgewachsen. Im Jahre 1877 habilitierte sich der gegenwärtige Leiter der Ohrenpoliklinik Prof. Walb, der vorher als Ophthalmologe tätig war, für die Ohrenheilkunde und errichtete eine private Ohrenpoliklinik in Bonn. Mit dem Freiwerden des klinischen Universitätsflügels wurde auch die Ohrenpoliklinik hierher verlegt. Sie hatte in diesem Gebäudeteil noch mehrfache Umzüge zu überwinden, bis sie in dem Verbindungsflügel, der oben bei der ursprünglichen medizinisch-chirurgischen poliklinischen Einrichtung geschildert wurde, ein vorläufiges Unterkommen fand. Immer aber behielt sie noch den privaten Charakter, bis sie 1884/85 als Universitätsanstalt übernommen wurde. Ein etatsmässiges Extraordinariat für Ohrenheilkunde wurde erst 1898 geschaffen. Im Jahre 1903 wurde das Institut in eine Poliklinik für Ohren-, Nasen- und Halskrankheiten umgewandelt. Im Herbst des gleichen Jahres wurde in dem Hause Wilhelmstrasse 35/37 ein eigenes Heim für die Poliklinik geschaffen. Im Jahre 1886/87 hatte sie eine Frequenz von 1231 Kranken, im Jahre 1913/14 waren es 7266; in diesem Jahre wurde der Direktor von zwei Assistenten unterstützt. Durch das Fehlen einer stationären klinischen Einrichtung ist die unerwünschte Lage geschaffen, dass Patienten, deren Leiden grosse operative Eingriffe nötig machen, in hiesige Privat-Krankenhäuser überwiesen werden müssen.

Zur gleichen Zeit mit dem Neubau der medizinischen Klinik und in räumlichem Zusammenhang mit ihr, war 1882 ein Bau geschaffen worden, der eine Neuschöpfung, die Klinik für Haut- und Geschlechtsleiden, aufzunehmen hatte. Seit altersher waren Kranke mit solchen Leiden in den chirurgischen Kliniken untergebracht worden. Dementsprechend wurde die Direktion der neuen Anstalt einem Chirurgen, dem Professor Doutrelepont übertragen, der schon von 1879 ab eine Privatklinik dieser Art betrieben hatte. Diese neue Klinik wurde vergrössert in den Jahren 1891, 1903/04, 1910/11 und 1912/13 durch Erweiterungsbauten, die teils neue Krankenräume schufen, teils dem wachsenden poliklinischen Betriebe gerecht werden. Jüngst ist die Abteilung für geschlechtskranke Frauen und das Laboratorium wiederum vergrössert worden. Neben zwei klinischen Männer- und zwei klinischen Frauenstationen bestehen besondere poliklinische Abteilungen für Männer, sowie für Frauen und Kinder. Ein Strahleninstitut mit vier Röntgenzimmern und einem Lichtzimmer ist vorhanden. Dem Laboratorium ist eine serologische Abteilung (für Wassermannreaktion) angegliedert. Es besteht ferner ein Atelier für Photographie und Wachsmodelle als Lehrmittel. Im Jahre 1886/87 wurden 424 Personen in der stationären Klinik und 1 196 Personen in der Poliklinik behandelt; zwei Assistenten unterstützten den Direktor. Im Jahre 1913/14 waren es 1105 und 5707 Personen; das ärztliche Personal bestand neben dem Direktor, aus einem Oberarzt und vier Assistenten. Bis 1910 leitete der Begründer J. Doutrelepont die Klinik; seitdem ist E. Hoffmann Direktor.

Als letzte klinische Anstalt wurde die psychiatrische Klinik in Bonn geschaffen. Zunächst wurde der psychiatrische Unterricht durch eine Personalunion der Direktion der neuen Bonner Provinzialheilanstalt und der psychiatrischen Professur ermöglicht. Im Jahre 1882 wurde der Direktor der Anstalt Andernach, Werner Nasse nach Bonn versetzt und als Professor ordinarius honorarius in den Lehrkörper aufgenommen. Das Material einer Heil- und Pflegeanstalt ist für Lehrzwecke nur zum kleineren Teile geeignet; die Direktion einer so ausgedehnten Anstalt belastet den Professor zu sehr, sodass diese Lösung der Klinikenfrage nur vorläufig sein konnte. Nasses Nachfolger, Pelman, konnte in der Anstalt eine klinische Station einrichten, für die durch Abschaffung der Pensionärabteilung Raum geschaffen wurde; er erhielt auch einen klinischen Assistenten, aber auch zu seiner Zeit waren die Aufwendungen des Staates für Lehr- und Forschungsaufgaben ganz unzureichend.

Im Jahre 1904 wurde an Pelmans Stelle A. Westphal berufen, der bisher nicht Anstaltsdirektor, sondern Kliniker gewesen war. Ihm gelang es, ausreichende Mittel für die wissenschaftliche und lehrtechnische Ausrüstung zu erhalten und 1908 eine eigene psychische und Nervenklinik am Kaiser Karl-Ring, in naher räumlicher Verbindung mit der alten Anstalt, zu errichten. Mit der Verbindung der Neurologie und der Psychiatrie war ein alter Wunsch der Psychiater und ein unterrichtstechnisches Bedürfnis erfüllt. Das Gebäude umfasst eine Männerstation für etwa zwanzig Kranke, eine Frauenstation, Hörsaal, Direktorräume, Laboratorium, Assistenten- und Pflegerwohnungen. Die Klinik ist mit einer Poliklinik verbunden, sie dient der alten Anstalt zugleich als Aufnahmestation. Eine reiche Lehrmittelsammlung, Projektionsapparat, Kinematograph, Präparaten- und Gehirnsammlungen sind vorhanden. Das Laboratorium ist gut, besonders für mikroskopische Arbeiten ausgestattet. Die Personalunion in der Direktion ist erhalten geblieben, doch wird der Direktor in der Heilanstalt durch einen Oberarzt entlastet; in der Klinik unterstützen ihn ein Oberarzt und ein Assistent. Im Jahre 1913/14 wurden in der stationären Klinik 567, in der Poliklinik 1001 Kranke behandelt.

Die Neugestaltung der theoretischen Institute beginnt ungefähr in der gleichen Zeit, in der auch die Kliniken Neubauten erhielten. Dabei wurden das anatomische und physiologische Institut, die vorzugsweise in der vorbereitenden naturwissenschaftlichen Lernzeit des Mediziners wirken, nach Poppelsdorf hinausverlegt, an einen Platz, an dem sich inzwischen alle naturwissenschaftlichen Institute versammelt haben, sodass auch hier wieder Austausch und Zeiteinteilung des Studiums bequem gemacht sind. Die mit der klinischen Lernzeit der Studierenden zusammenhängenden Institute sind dagegen in und um den klinischen Bering an der Theaterstrasse und der Wilhelmstrasse angeordnet.

Die neue (dritte) Anatomie hat Max Schultze Oktober 1872 eröffnet. Der monumentale Bau war nach seinen Plänen und Vorschlägen gestaltet worden und war nach Waldeyers

Urteil mustergültig [1]). Er umfasste Sektions- Mikroskopier und Sammlungssäle, Laboratorien und Nebenräume. Dieser Bau ist im wesentlichen vierzig Jahre unverändert geblieben, nur 1882/83 wurde das kleine anstossende Gebäude für den chirurgischen Demonstrationskurs (Operationskurs an der Leiche) erweitert, 1907/08 wurden Neueinrichtungen im Keller geschaffen und so Injektions-, Macerations- und Entfettungsräume gewonnen. Zur gleichen Zeit wurde der Hörsaal erneuert und mit einem Projektionsapparat ausgestattet; zwei Jahre später wurde Zentralheizung, elektrische Beleuchtung und ein Aufzug eingebaut. Dem ursprünglichen Bau wurden 1915 je zwei Erweiterungsflügel in der nördlichen Längsaxe beiderseits angefügt. Sie enthalten Ergänzungsraum zu den Mikroskopier- und Demonstrationssälen, sowie Raum für die anthropologische Sammlung. Direktoren der Anatomie waren Mayer, Helmholtz, Schultze, La Valette, zusammen mit Leydig, nach dessen Rücktritt allein, Bonnet. Zur Zeit des Abschlusses dieser Arbeit (1920) ist Sobotta der Direktor. Ihn unterstützen ein Abteilungsvorsteher, zwei Prosektoren und ein Assistent.

Im Jahre 1907 wurde für den verdienten Biologen M. Nussbaum ein biologisches Laboratorium am anatomischen Institute geschaffen, dem er als Ordinarius vorstand; mit seinem Tode 1915 wurde dieses Laboratorium wieder aufgelöst.

Wir haben bereits erwähnt, dass Professor Pflüger, als der erste Vertreter der von der Anatomie abgetrennten Physiologie in den sechziger Jahren ein vorläufiges Laboratorium benutzte, das im Pavillon der Universität gelegen war. Auch für ihn wurde ein grosses, nach eigenen Vorschlägen gestaltetes Institutsgebäude aufgeführt. Es liegt, mit angebauter Direktorwohnung in Poppelsdorf. Dieses Institut wurde im Jahre 1878 eröffnet und diente dem berühmten Forscher im wesentlichen unverändert bis zu seinem Tode im Jahre 1909/10. Danach hat die Einführung des obligatorischen physiologischen Praktikums in

---

1) Biograph. Lex. der herv. Aerzte, herg. von Hirsch, Bd. V, Wien und Leipzig 1887, S. 304.

den Studiengang einen Umbau im Jahre 1911/12 (Verworn) notwendig gemacht, der einen grossen Praktikantensaal ergab und durch Ausbau des Dachgeschosses drei grosse neue Arbeitsräume einzurichten ermöglichte. Zur Zeit ist M. Verworn Direktor; ihn unterstützen ein Abteilungsvorsteher und drei Assistenten, unter ihnen ein Chemiker.

Im Sommersemester 1827 begegnen wir im Vorlesungsverzeichnis der Bemerkung, dass für die Zwecke der pharmakologischen Vorlesung (E. Bischoff) eine bestehende Präparatensammlung erweitert worden sei, und W. S. 1829/30 wird ein „königlich pharmakologischer Apparat" und ein bescheidener Etat für ihn erwähnt. Der pharmakologische Apparat bestand aus „Präparaten und Büchern" die in einem Hörsaal der Universität aufbewahrt wurden [1]). So hat Professor Binz 1867 die Verhältnisse noch vorgefunden. Da aber die Entwicklung des Faches gebieterisch die Einführung der experimentellen Methode forderte, stattete Binz seine Vorlesung reichlich mit vivisectorischen Tierexperimenten aus, und erreichte dadurch noch nebenbei, dass der ihm zur Verfügung stehende Hörsaal von den Kollegen gemieden wurde, und ihm so auch als Arbeitsraum dienen konnte.

Im Jahre 1869 wurde ein pharmakologisches Laboratorium gegründet, das ein Auditorium und ganz beschränkte Nebenräume im Universitätsgebäude umfasste. Als 1876 der Südostflügel des Universitätsgebäudes, der zwischendurch das Erzbischöfliche Convictorium für die katholischen Theologen aufgenommen hatte, freigeworden war, erhielt das pharmakologische Institut dort einige Räume im Erdgeschoss. Aber bereits 1885/86 wurde die Unzulänglichkeit dieser Lösung anerkannt. Das Haus Wilhelmstrasse 33 wurde im Jahre 1887 frei und für das pharmakologische Institut bestimmt. Es hatte bisher das pathologische Institut enthalten, nun aber wurde das erste Stockwerk darin, die bisherige Direktorwohnung, durch Umbau für Arbeitszwecke nutzbar gemacht. Die Eröffnung

1) Nach pers. Mittlg. von Geheimrat Binz †.

fand April 1890 statt. Das Institut enthält Hörsaal, Vorbereitungszimmer, Sammlungsräume, experimentelle, chemische und optische Laboratorien und im Anbau Tierställe. Seitdem ist das Institut räumlich unverändert geblieben und nur durch den Einbau elektrischer Beleuchtung und die Aufstellung eines Epidiascopes bereichert worden. Der gegenwärtige Direktor ist H. Leo, der von einem Assistenten unterstützt wird.

In Bonn war die pathologische Anatomie zu Anfang als eine Teilaufgabe des anatomischen Institutes angesehen worden. Bald aber hatten auch die Kliniker diese epikritische Methode gepflegt und gelehrt[1]). Selbständig wurde die Disziplin erst, als der geniale Chirurg, C. O. Weber, der Assistent Wutzers, 1857 ein Extraordinariat für die pathologische Anatomie erhielt, und 1861 zum Direktor eines noch zu schaffenden Institutes ernannt wurde. Dieses wurde dann in den Kellerräumen der alten Anatomie eingerichtet und von Weber bis 1865 geleitet. Sein Nachfolger Rindfleisch richtete ein vorläufiges Institut in dem grossem herrschaftlichen Hause Wilhelmstrasse 33 ein, das hierfür im Jahre 1866 gemietet und 1867 gekauft wurde. Aber auch Rindfleisch blieb nur wenige Jahre in Bonn und als 1874 Köster hierher berufen wurde, fand er den Plan vor, ein Obduktionshaus auf dem klinischen Bering zu errichten[2]). Obduktionshaus und zugehörige Leichenkapelle sind 1882 tatsächlich vollendet worden, aber es wurde sofort ein neues Bauprogramm aufgestellt.

Professor Köster hatte nämlich nicht nur den Lehrauftrag für pathologische Anatomie, sondern auch für allgemeine Pathologie erhalten und dieses Fach, das früher von den Klinikern gelehrt worden war, war inzwischen zu einer eigenen Wissenschaft mit starkem experimentellen Einschlag und beträchtlichem Raumbedürfnis geworden. So wurde eine

1) Fr. Nasse, Leichenöffnung zur Diagnostik und path. Anat., Bonn 1821.

2) Nach Köster, Bericht über die Eröffnung des neuen path. Instituts, Chronik 1886/87.

Erweiterung und Veränderung des Obduktionshauses vorgenommen und das entstandene Institut Oktober 1887 eröffnet. Es liegt den Kliniken benachbart und doch genügend von ihnen geschieden, am Rückausgang des klinischen Berings zum Wilhelmsplatz. Es enthält ausser dem Sektionsraum und Zubehör, Hörsaal, Mikroskopier- und Kurssäle, grosse Sammlungs- und Bibliotheksräume, Laboratorien zu histologischen und chemischen Arbeiten; auch die Anlage eines bakteriologischen Laboratoriums war vorgesehen. Doch ist dieses wieder eingegangen, teils weil die Kellerräume sich als ungeeignet erwiesen, teils weil die Bakteriologie inzwischen eine besondere Arbeitsstätte im hygienischen Institute gefunden hat.

Professor Köster hat damals auch den höchst dankenswerten Versuch gemacht, den Studierenden in seiner Bibliothek ein Lesezimmer einzurichten und ihnen die Fachzeitschriften zugänglich zu machen. Warum diese Einrichtung wieder verschwunden ist, vermag ich nicht zu sagen. Das Fehlen einer derartigen Anlage im klinischen Bering ist jedenfalls beklagenswert. Gegenwärtig ist H. Ribbert Direktor des Institutes, ihm stehen zwei Assistenten zur Seite. Im Jahre 1886/87 wurden 284 Obduktionen ausgeführt; im Jahre 1913/14 waren es 381, dazu kamen 2191 histologische Untersuchungen für Krankenhäuser, Ärzte usw.

Die Anfänge des hygienischen Institutes gehen auf die staatlichen Cholerabekämpfungseinrichtungen des Jahres 1892/93 zurück. Vorher hatte seit 1887/88 der Professor für Hygiene, Finkelnburg, im pathologischen Institute gelesen und hatte dort später auch gastweise einen besonderen Arbeitsraum benutzt. In dem oben genannten Jahre nun wurde für den Ministerialkommissar Dr. Frosch in dem der Universität gehörigen Dietkirchener Schulhause eine Choleraauntersuchungsstation eingerichtet. Im Herbst 1893 wurde beschlossen, ein hygienisches Institut zu errichten; die Cholerastation sollte darin aufgehen und ihr Fundus an das neue Institut übergehen. Ein Extraordinariat für Hygiene wurde im Jahre 1894/95 begründet und dem Professor Finkler übertragen, der vorher die medizinische Poliklinik geleitet hatte, damals aber als Universitätslehrer ausgeschieden war. Dieses Extraordinariat wurde 1899 in ein etatsmässiges Ordinariat umgewandelt.

Die Unterbringung des hygienischen Institutes in dem Gebäude der Cholerastation hatte nur vorläufig sein sollen, aber auch heute noch befindet sich das Institut in diesem Hause, Theaterstrasse 1. Bei der Errichtung wurden in diesem Gebäude ein Raum für hygienische, zwei für bakteriologische, und einer für chemische Untersuchungen eingerichtet; hierzu kam ein Kurssaal für bakteriologische Übungen, ein Auditorium, Bibliothek, Dienerwohnung und Tierställe. Im Jahre 1899/1900 wurde ein Pestlaboratorium geschaffen; zu diesem Zweck wurde ein kleines Gebäude am Institut, das früher als Baubureau bei Errichtung der klinischen Neubauten gedient hatte, zum Institute geschlagen.

In den Jahren 1905/06 und 1907/08 vergrösserte das Institut seinen Wirkungskreis, indem es die Arbeiten eines städtischen Untersuchungsamtes und einer Medizinaluntersuchungsstation (Gesetz von 1903) für den grössten Teil des Regierungsbezirkes Köln übernahm. Das Institut wurde geleitet von D. Finkler, dann von W. Kruse. Kruse hatte viele Jahre lang in dem Institute die bakteriologische Abteilung geleitet, ehe er als Institutsdirektor nach Bonn zurückkehrte. Zur Zeit ist R. O. Neumann der Direktor; er wird von drei Assistenten unterstützt. Einige Jahre hat am hygienischen Institute auch eine „parasitologische Abteilung“ bestanden, der Gräfin von Linden vorstand; mit der Erhebung dieser Abteilung zum eigenen Institute ist sie jedoch aus dem Verbande der medizinischen Fakultät ausgeschieden.

Ausser den genannten Instituten, die in den amtlichen Verzeichnissen und den Chroniken der Universität als Einrichtungen der medizinischen Fakultät aufgezählt werden und über die dort berichtet wird, bestehen in Bonn noch einige unter der Autorität der Fakultät entstandene und ihr nahestehende

Einrichtungen, die jedoch den bezeichneten Charakter noch nicht besitzen. Hier sind zu nennen das anthropologische Laboratorium des Professors Schiefferdecker, das Seminar für soziale Medizin des Professors Rumpf und endlich die Poliklinik für Zahnkrankheiten. Die letzte ist entstanden in Angliederung an die chirurgische Klinik durch den Chirurgen und Zahnarzt Bönnecken im Jahre 1890/91. Nach dessen Fortgang 1897 leitete M. Eichler die Poliklinik bis zu seinem Tode 1917. Die Poliklinik gab den räumlichen Zusammenhang mit der chirurgischen Klinik schon früh auf und übersiedelte in gemietete Räume. Zur Zeit leitet Prof. Kantorowicz die Anstalt.

Die Fülle der bestehenden Einrichtungen für Forschung, Lehre und Ausübung der Kunst darf uns aber nicht darüber täuschen, dass noch manche Anlagen bei uns vermisst werden, die an einer der grössten Universitäten des Reiches erwartet werden dürften. Die Errichtung einer eigenen Kinderklinik ist durch ein hochherziges Vermächtnis (Oebeke) der Verwirklichung nahe gekommen. Die Schaffung eines gerichtsärztlichen Institutes ist wenigstens bereits geplant. Schon Harless, der ehrwürdige Mitbegründer der Fakultät hat eine stationäre Ohrenklinik gewünscht, die uns heute noch fehlt. Vor allen Dingen scheint uns die Schaffung eines angemessenen hygienischen Institutes notwendig zu sein. Die grosse Hülfe, welche der Therapie in allen ärztlichen Fächern durch die Strahlenkunde erwachsen ist, legt den Gedanken an ein medizinisches Institut für die strahlende Energie nahe. Der Mangel eines Aufenthaltsraumes (Klubraumes) für die Studierenden auf dem klinischen Bering und in Poppelsdorf ist ein beschämender Übelstand, der eigentlich längst hätte behoben sein müssen. Ein solcher Raum sollte mit einem reich ausgestatteten und liberal geleiteten Lesezimmer verbunden sein.

Möge ein gütiges Geschick, das bisher die Entwicklung der Fakultät und der Institute fruchtbringend geleitet hat, unsere Wünsche zur Erfüllung führen!

Der medizinische Unterricht.

Dem Mediziner von heute fallen beim Durchblättern der Vorlesungsverzeichnisse aus den ersten Dezennien der Universität zwei Eigentümlichkeiten des Unterrichts auf. Es zeigt sich nämlich, dass der Aufgabenkreis des einzelnen Lehrers weniger scharf umgrenzt ist als heute, so dass jeder von ihnen berechtigt ist, weit in die Nachbargebiete hinüberzugreifen. In Zusammenhang mit dieser Möglichkeit findet sich in jedem Semester eine uns befremdende Häufung ähnlicher Vorlesungen in Konkurrenz der Dozenten. Jene Wissenschaft, die allen medizinischen Fächern so verwandt ist, die Physiologie, bietet das Beispiel. Über Physiologie wurden in einem Semester bis zu fünf fast gleichlautende Vorlesungen angezeigt und zwar von den Anatomen, Internisten, Gynäkologen und vom Pharmakologen; ja, damit noch nicht genug, hat auch der Botaniker (der ausgezeichnete Pflanzenphysiologe Treviranus) gelegentlich physiologische Themen in der medizinischen Fakultät vorgetragen. Zunächst verfällt man auf den Erklärungsversuch, es seien vielleicht die Gedankengänge der vielen Naturphilosophen der jungen Fakultät soweit vom Reiche der Tatsachen fern geblieben, dass sie naturwissenschaftlicher Ergänzungsvorlesungen bedurft hätten. Hatte doch Mayer zweimal „transcendentale Physiologie"[1]) angekündigt und waren doch Walther und Birnbaum Verfasser von äusserst philosophischen Physiologien[2]). Dieser Erwägung steht aber entgegen, dass Mayer und Müller jahrelang, Weber

1) Im Jahre 1820 und 1848 (!).

2) Ph. Fr. Walther, Physiol. des Menschen, Regensburg 1807. Birnbaum, Lehrb. der Anthrop., Köln 1842.

und Budge und ebenso noch Budge und Helmholtz gelegentlich, konkurrierende Vorlesungen experimentellen Charakters abhalten. Und eine ganz ähnliche Gewohnheit finden wir beim Unterricht über allgemeine Pathologie, pathologische Anatomie, Arzneimittellehre, Geschichte der Medizin und ganz besonders über gerichtliche Medizin.

Die richtige Erklärung ist offenbar, dass jeder Dozent sich noch als Vertreter der Gesamtmedizin fühlt und diese Universalität hat auch ein gegenseitiges Aushelfen möglich gemacht, das uns heute in Erstaunen versetzt. So hat der Anatom semesterlang, von 1827—28 die geburtshülfliche Klinik abgehalten, der Gynaekologe hat 1830—31 die Chirurgie und Augenheilkunde ausgeübt und gelehrt und hat sich noch lange in chirurgischen Teilvorlesungen behauptet, nachdem schon wieder ein ordentlicher Vertreter des verwaisten Faches gewonnen war. Besonders erscheinen die Privatdozenten an kein bestimmtes Lehrfach gebunden; sie erproben ihre Befähigung im Wechsel von den theoretischen zu den praktischen Fächern und wieder zurück. Joh. Müllers Augenoperationskurse und H. Albers fast alle Fächer berührende Lehrtätigkeit geben den Beweis.

Die Vorlesungssprache ist von vornherein deutsch. Das Vorlesungsverzeichnis erscheint in einer lateinischen Ausgabe (bis 1893/94) und einer deutschen Ausgabe, und die Notwendigkeit, die gleichen Begriffe in beiden Sprachen auszudrücken, hat einen deutschen Purismus der Fachsprache gefördert. Es war nur eine lateinische Pflichtvorlesung in den Statuten vorgesehen, die in den fünfziger Jahren abgeschafft wurde. Daneben gab es lateinische Colloquien und Examinatorien, aber diese werden schon in den dreissiger Jahren auf Wunsch auch deutsch abgehalten. Eine Zeit, die das Latein als die Sprache der Konsiliarien am Krankenbette für eine praktische Notwendigkeit hielt, musste auch den vom Gymnasium mitgebrachten Sprachschatz der Studierenden pflegen. Sachlich wurde das Latein der Vorlesungen meist so begründet, dass ein antiker medizinischer Autor gelesen und sein Inhalt erklärt wurde. In der

Klinik wurden die Krankengeschichten sicher bis zu den sechziger Jahren lateinisch abgefasst[1]).

Die Vorlesungen begannen teilweise recht früh am Tage. Walther las sein theoretisches Kolleg um sieben Uhr morgens und wir wissen durch Stromeyer[2]), dass es besucht war. Ennemoser kündigte einmal Geschichte der Medizin für sechs Uhr früh an, ob er damit Erfolg gehabt hat, weiss ich allerdings nicht zu sagen. Gewisse im Unterrichtsbetrieb wichtige Stunden sind dagegen ungefähr wie heute besetzt gewesen. Die chirurgische Klinik fand um zehn, die innere Klinik um zwölf Uhr statt, Pharmakologie wurde um vier Uhr vorgetragen. Unsere heutige Zeitordnung datiert von 1870/71.

Die innere und die chirurgische Klinik nehmen je sechs, die theoretischen Vorlesungen über diese Fächer zehn und sechs, die Pharmakologie fünf (mit dem Formulare sieben) Wochenstunden in Anspruch, die geburtshülfliche Praxis wird zunächst ohne Stundenzahl angegeben, später nimmt auch hier Klinik und Vorlesung je sechs Wochenstunden ein. Die anatomische Hauptvorlesung beansprucht acht, die Physiologie fünf, die pathologische Anatomie zwei bis drei Wochenstunden (S. S. 1827). Die Zeit der anatomischen Übungen ist zunächst noch nicht umgrenzt, später werden sie auf sechs mal zwei Wochenstunden berechnet (W. S. 1841/42). Aus späteren Verzeichnissen ist zu entnehmen, dass der chirurgische Operationskurs mit fünf, die Lehre von den Kinderkrankheiten mit drei, die geburtshülflichen Phantomübungen mit vier, die gerichtliche Medizin mit drei Wochenstunden angesetzt sind. Im allgemeinen herrscht die Tendenz der Erhöhung der Stundenzahlen oder der Ausdehnung wichtiger Vorlesungen (Pharmakologie, pathologische Anatomie) über zwei Semester.

Einen offiziellen Teil des Lehrplanes stellten in der ersten Hälfte unseres Zeitabschnittes die sachlichen Repetitions-

1) Pers. Mitteil. von Geheimrat Pelman †.

2) L. Stromeyer, Erinn. eines deutschen Arztes. I. Bd. Hann. o. J. (1874), S. 314.

kurse und Examinatorien dar, die heute nur noch ein inoffizielles, wenn auch nicht unwichtiges Leben führen. Sie sind noch aus dem Betriebe der Gelehrtenschulen des 18. Jahrh. überkommen, die Statuten verweisen ausdrücklich auf sie und sie füllten meist die ersten Semester der Lehrtätigkeit der Privatdozenten aus. Wenn die Entwicklung des akademischen Unterrichts so weiter geht, dass dem Studierenden beständig neue Lasten zugemutet werden, ohne dass dem eine Abbürdung in den alten Anforderungen zur Seite tritt, so werden sich die Hochschulen vielleicht wieder mit der Einrichtung von Repetitorien befreunden müssen.

Noch eine Eigentümlichkeit des akademischen Unterrichts der Frühzeiten sei erwähnt. Bei der Ankündigung der Vorlesung wird oft das wissenschaftliche Buch genannt, das der Lehrer dem Vortrag zugrunde legen will. So wird Naturphilosophie nach Schelling und nach Oken, Chirurgie nach Chelius, Toxikologie nach Orfila, gerichtliche Medizin nach Hencke, Physiologie nach Joh. Müller gelesen; wenn aber der Dozent eigene Werke über den Lehrgegenstand verfasst hat, so hebt er diese Grundlage in der Ankündigung gebührend hervor (Harless, Bischoff, Joh. Müller). Der Sinn dieser lobenswerten Offenheit ist der, dass die Angabe der allgemein zugänglichen Grundlage das viele Diktieren und Nachschreiben ersparte, das beim älteren Lernbetrieb üblich gewesen war.

Die leitende Absicht in der Gestaltung des Unterrichts ist der Wunsch, nicht nur theoretische Kenntnisse, sondern auch durch praktisches Mitarbeiten ärztliches Können den Studierenden zu vermitteln. Die Kliniken sind von vornherein auf praktische „Ausübungen“ [1]) eingerichtet. Die Polikliniken und die „Stadtpraxis“ [2]) waren auf die Mitarbeit der Studierenden berechnet. Der interne klinische Unterricht trägt durchaus seminaristischen Charakter, sogar in einem weiteren Umfange als es heute der Fall ist. Nasses „Anleitung zur Uebung angehender

1) Vorlesungsverz. SS. 1820.
2) Vorlesungsverz. SS. 1824.

Aerzte" (Bonn 1834) zeigt seine Unterrichtsziele und seine Methode. Neben den Kliniken werden eine Fülle von Uebungen, praktischen Anweisungen, experimentellen Demonstrationen Semester für Semester angezeigt und laden die Studierenden zur Mitarbeit ein. Bei den einzelnen Lehrgegenständen werde ich hierauf zurückkommen.

Die Statuten der Universität (1827) sehen sechs Ordinariate in der medizinischen Fakultät vor[1]: 1. für Anatomie und Physiologie, 2. für Pathologie und Therapie, 3. für Chirurgie und Augenheilkunde, 4. für die Geburtshülfe, 5. für Pharmakologie, Pharmazie und medizinische Chemie, endlich 6. eine Professur für Staatsarzeneikunde, gerichtliche Medizin, Enzyklopädie und Veterinärkunde.

Diese letzte Professur ist nicht eigentlich fachmässig besetzt worden, vielmehr haben sich die Lehrkräfte in den Stoffkreis geteilt. Von seinen Aufgaben hat die Veterinärkunde nur eine kümmerliche Vertretung gefunden. Was hier zustande kam, war nur eine Berücksichtigung der Haustiere in den Vorlesungen und Übungen der Anatomen und eine Vorlesung über Viehseuchen, die zuerst die Kliniker hielten und die dann dem Pharmakologen zufällt. Sie wurde meist nur alle zwei Jahre abgehalten und verschwindet in den vierziger Jahren. Auch Staatsarzeneikunde und medizinische Polizei sind in Bonn nicht mit spezialistischem Eifer gepflegt worden. Am meisten hat sich noch Harless dieser Fächer in gelegentlichen Vorlesungen angenommen, die auch die Physikatsgeschäfte behandelten. In den fünfziger, sechziger und siebziger Jahren haben Böcker, Finkelnburg und Wolffberg die Vorlesung wieder aufgenommen. Über Seuchenkrankheiten haben Naumann und Harless, letzterer in der Cholerazeit, vorgetragen. Impfkurse wurden seit 1878 von Wolffberg abgehalten (Reichsimpfgesetz 1874). Gewerbliche Vergiftungen hat

1) In § 36, IV.

Geppert 1887 zum Gegenstand einer Vorlesung gemacht. Ein beträchtlicher Teil der Aufgaben dieses Fachs ist seit Mitte des Jahrhunderts an die Vertreter der Hygiene übergegangen.

Um so eifriger und öfter sind forensisch-medizinische Themen vom Bonner Lehrkörper behandelt worden. Es war gewiss vielseitig anregend, derartige Kapitel von Anatomen, Internisten, Gynäkologen und Pharmakologen, vom Fachchemiker und dem medizinischen Chemiker vortragen zu hören, zu denen in den vierziger Jahren noch ein forensischer Chirurg, Brach, hinzutrat. Die Bedeutung gerichtlicher Psychiatrie hatte Nasse 1832 durch eine Vorlesung gekennzeichnet und sie wird in den sechziger Jahren durch Finkelnburg, später durch Dittmar und die Fachvertreter der Psychiatrie ein stehender Lehrgegenstand. Aber es ist doch fraglich, ob die Studierenden Ausdauer, Zeit und Geld genug hatten, die Möglichkeiten dreifach und vierfach konkurrierender Vorlesungen und Kurse auszunutzen. Es scheint, dass dem Pharmakologen Bischoff das nächste Recht auf dieses Gebiet zukam, da er die Vorlesung regelmässig ankündigte und auch die vorbereitende biologische und anthropologische Vorlesung für die Juristen in Händen hatte.

Von den vierziger bis zu den sechziger Jahren beteiligten sich auch die Kreisphysici Brach, Eulenberg, Böcker, die zugleich Privatdozenten waren, an diesem Unterricht. Diese Einrichtung war aber nicht ausschliessend, wie die Aufnahme des Faches durch Finkelnburg in den sechziger Jahren zeigt, der damals nicht mehr Physikus war, und ebenso hatte gleichzeitig der Gynäkologe Veit einen bedeutenden Lehrerfolg auf dem Gebiete der gerichtlichen Medizin. Zu unserer Zeit ist das Fach, wie allgemein üblich, mit der Gerichtsarztstelle (Ungar) vereinigt. Der Unterricht war nicht rein theoretisch; G. Bischofs gerichtlich-chemische Vorlesung war 1821/22 mit Experimenten ausgestattet, Weber gab 1820 Anleitung zur gerichtlichen Leichenöffnung, Albers 1832 Anleitung zur Abfassung gerichtlicher Gutachten. Auch später werden sehr häufig Übungen mit der Vorlesung vereinigt; in neuester Zeit ist sogar ein gerichtliches Praktikum (Ungar 1907) hinzugekommen,

Methodologie und Encyklopädie wurden nicht in jedem Semester gelesen. Gelegentlich tritt an ihre Stelle eine Einführung ins Studium, eine Kritik der medizinischen Systeme, wie Windischmann sie liebte, oder eine hodegetische Vorlesung, etwa Nasses Erziehung des Arztes oder Pflichten des Arztes. Die encyklopädische Vorlesung verschwindet in den letzten vierzig Jahren fast gänzlich.

Dem fünften Professor, dem Pharmakologen war eigentlich auch Pharmacie und medizinische Chemie anvertraut. Aber in der Tat hat die Pharmacie der medizinischen Fakultät nur ein Jahrzehnt angehört und der Pharmakologe hat keine Beziehungen zu ihr gehabt. Zuerst hielt der Chemiker Kastner die Vorlesung über pharmazeutische Chemie, aber schon 1823 werden botanische, pharmakognostische und chemisch-pharmazeutische Vorlesungen in der Hand von Th. Nees von Esenbeck, des jüngeren Bruders des verdienten Bonner Botanikers, vereinigt. Er wurde 1829/30 samt seinem Lehrfache in die philosophische Fakultät übernommen. Nur ganz ausnahmsweise haben später einmal Pharmakologen das pharmazeutische Feld betreten (Böcker, Schulz).

Auch die medizinische Chemie hat nicht den geplanten Anschluss an die Pharmakologie gefunden. Zunächst hält G. Bischof, der bekannte und verdienstvolle Chemiker (der nicht mit dem Pharmakologen E. Bischoff verwechselt werden darf), organisch-chemische und analytisch-chemische Vorlesungen für Mediziner; neben ihm sprach Krimer, der Schüler Nasses, über physiologisch-chemische Gegenstände. Nach kurzer Zeit verschwindet die Chemie ganz aus der medizinischen Fakultät, nur in den vierziger und fünfziger Jahren taucht sie einmal flüchtig auf (Heinrich, Böcker), vielleicht durch die dringenden Mahnrufe Liebigs geweckt, aber erst zu Beginn der sechziger Jahre wird sie durch Pflüger als medizinische und physiologische Chemie wieder bei uns heimisch und der chemisch-physiologische Kurs der gleichen Zeit bürgert die Gelegenheit zu praktischer chemischer Arbeit des Mediziners ein. Der physiologischen Chemie lässt Preyer bald die pathologische Chemie und Obernier die chemische Diagnostik folgen.

Die Toxikologie, die wir als die Schwesterwissenschaft der Pharmakologie betrachten, steht zunächst ausserhalb der Fakultät in der Pflege des Botanikers Dann greifen die Kliniker sie auf, hierauf die Lehrer der gerichtlichen Medizin und nach diesen die Physiologen (Preyer). Erst Ende der siebziger Jahre gewinnt sie durch Binz und Schulz den Anschluss an die Pharmakologie.

Die Arzeneimittellehre wird entweder als gesamte oder als allgemeine und spezielle Arzeneimittellehre und zwar ausser vom Fachvertreter Bischoff noch von Harless und bald auch von Albers gelesen. Im Jahre 1827 füllt sie eine Zweisemestervorlesung. Zu der eigentlichen Materia medica tritt noch die Darlegung der angewendeten Arzeneiformen, eine Art Verordnungslehre unter dem Namen „Formulare" hinzu. Ausser diesen ständig wiederkehrenden Teilen wird gelegentlich auch von den Praktikern über die Rezeptierkunst gelesen, und einen ausdrücklich zur praktischen Uebung im Rezeptschreiben bestimmten Kurs finden wir 1836 und öfter; derartige Übungen werden auch in alter und neuer Zeit am Krankenbette abgehalten. Der Unterricht wurde von vornherein durch Vorzeigen und Erläutern der Sammlung, gelegentlich in eigens angesetzten Stunden, belebt.

Der experimentelle Zug, der heute dem Fache sein Gepräge gibt, hält zuerst 1852 seinen Einzug mit Böckers praktischem Experimentalkurs der Pharmakologie. Die Hauptvorlesung wird als „experimentelle Arzeneimittellehre" zuerst von Albers 1862 angekündigt und diese Behandlungsart des Stoffes wird seit dem Eintreten von Binz, besonders seit der Institutsgründung 1868 die allein übliche. Seit dieser Zeit ist auch den Studierenden Gelegenheit zu eigener pharmakologischer und experimentell-therapeutischer Arbeit im Laboratorium geboten. Seit den siebziger Jahren schliesst der Unterricht regelmässig die Anleitung zur Arzeneiverordnung und gelegentlich auch zur chemischen Arzeneiprüfung ein. Die Lehre von den

Heilquellen hat Harless 1826/27 als besondere Vorlesung hinzugefügt; sie ist allerdings in Bischoffs Handbuch von 1825 [1]) auch schon einbezogen. Im Jahre 1901 bürgerte Schmidt die beliebten balneologischen Exkursionen hier ein.

Der Unterricht in der Geburtshülfe bestand in einer theoretischen Vorlesung und in der „Praxis" oder den Uebungen in der Klinik, daneben in der „Stadtpraxis", die schon 1824 erwähnt wird. Im gleichen Jahre treten „geburtshülfliche Darstellungen und Uebungen am Phantom" auf, die sich bald zu praktisch geburtshülflicher Operationslehre erweitern. Im Jahre 1825/26 werden mit der Klinik verbundene „Explorationsübungen" (Touchierübungen) ausdrücklich erwähnt. Die Lehre vom fehlerhaften Becken wird 1866/67 von Schröder als eigene Vorlesung vorgetragen. Es ist bereits oben (im ersten Abschnitt) erwähnt worden, dass schon Stein gynäkologische Fälle in seiner Klinik behandelte. Der theoretische Unterricht über die „Weiberkrankheiten" wird aber vom Professor der Geburtshülfe und auch von den inneren Klinikern beansprucht, doch zeigt sich bei den Ersteren eine steigende spezialistische Vertiefung, welche später die widerspruchslose Vereinigung dieses Gebietes mit der Geburtshülfe zur Folge hat. So liest Kilian 1829/30 über die bei den Weiberkrankheiten angezeigten Operationen, 1836 über die Krankheiten des Uterus, 1858/59 über Uterusgeschwülste. Die Krankheiten der Ovarien machte Veit 1865, wohl angeregt durch Spencer Wells Ovariotomien, dann wieder Krukenberg 1886/87 zum Gegenstand eigener Vorlesungen; die Lageanomalien des Uterus lehrte Kocks 1875. Im Jahre 1840 wird eine Vorlesung „Gynäkologie" gelesen, von 1871/72 ab nennt Veit seine klinische Vorlesung: „geburtshülflich-gynäkologische Klinik mit klinischen Uebungen".

Frauen- und Kinderkrankheiten wurden in den Frühzeiten unserer Fakultät gerne als Einheit behandelt und so finden wir bei den Geburtshelfern und ebenso bei den Inter-

1) E. Bischoff, Grundzüge der Arzneimittel, Bonn 1825—31.

nisten Vorlesungen über Kinderkrankheiten. In diesem Fache aber setzen die Internisten durch die Spezialpflege der Kinderkrankheiten ihren Anspruch durch. Schon zu Nasses Zeiten machten die Kinder unter sieben Jahren ein Viertel der poliklinischen Besucher aus. In den sechziger Jahren wurden an der medizinischen Klinik besondere poliklinische Stunden für Kinder angesetzt, die zuerst von Binz abgehalten wurden und heute noch fortbestehen. Nach Binz haben Obernier, Burger, Ungar und Esser diesen Unterricht geleitet. Gelegentlich sind Vorlesungen über Pathologie, Diagnostik und Hygiene des kindlichen Alters hinzugetreten. In neuerer Zeit haben besonders die Vorlesungen über Ernährung und Darmkrankheiten des Säuglings an Interesse gewonnen.

Der Unterricht des Professors v. Walther in der Chirurgie setzte sich aus einer täglichen Vorlesung, aus den täglichen klinischen Stunden und aus dem Operationskurse zusammen. Walther war, trotz seiner grossen Gaben, kein idealer Lehrer. Man tadelte seine übergrosse Schweigsamkeit in der Klinik, die ihn hinderte sein ärztliches Handeln zu motivieren, und die keinen rechten geistigen Austausch zwischen Lehrer und Lernenden aufkommen liess [1]). Dagegen muss sein Nachfolger Wutzer ein glänzender Lehrer gewesen sein. Zu den stehenden Vorlesungen über allgemeine und spezielle Chirurgie kommen gelegentlich noch Instrumenten-, Verband- und Frakturenlehre hinzu. Der Operationskurs ist von vornherein „zur eigenen Uebung an der Leiche“ eingerichtet. Mit dem Anwachsen der Zahl chirurgischer Dozenten werden noch weitere Kapitel des Lehrstoffs der Sonderbehandlung überwiesen, wie Chirurgie des Kindesalters, Steinkrankheiten, Hernienlehre und endlich Kriegschirurgie, die Wutzer zuerst als Emeritus 1860/61 behandelt hat. Aus methodologischen Gründen interessant ist ein Kolleg über chirurgische Experimente und Beobachtungen,

1) Gurlt im biog. Lex. d. herv. Ärzte, herg. v. Hirsch, Bd. II, beim Artikel „Wutzer“, Wien u. Leipzig 1888; auch bei Stromeyer a. a. O. S. S. 64 Anm. 2.

das Busch Mitte der fünfziger Jahre und öfter anzeigte. Die Lehre von den Verkrümmungen, für die wohl Dieffenbachs und Stromeyers Sehnendurchschneidungen das Interesse geweckt hatten, treten in den dreissiger Jahren auf; aus den Berichten der niederrheinischen Gesellschaft ersieht man, dass auch Apparatgymnastik schon Mitte der fünfziger Jahre Aufmerksamkeit fand, wenn auch das Vorlesungsverzeichnis hierüber schweigt.

Orthopädie liest zuerst Madelung 1874/75; sie nimmt v. Mosengeil auf und hält von 1887 an seinen bekannten Kurs der Heilgymnastik und Massage. Dieser Massagekurs ist eine stehende Einrichtung geworden. Den ersten Röntgenkurs hat Liniger 1903/04 abgehalten. Hier ist auch des poliklinischen Praktikums zu gedenken, das zuerst unter Mosengeil 1871/72 erscheint und später von Rieder wieder aufgenommen worden ist; doch ist es wahrscheinlich, dass den Studenten weit früher die Möglichkeit zur persönlichen Uebung in der Poliklinik geboten wurde, als ein besonderer Kurs Aufnahme im Vorlesungsverzeichnis gefunden hat. In der neueren Zeit wird die Orthopädie im allgemeinen und in speziellen Kapiteln, die Frakturenlehre mit praktischen Uebungen, die Unfallchirurgie, die Röntgendiagnostik und Röntgentechnik, ein urologischer Kurs regelmässig gelesen und veranstaltet. Auch ist jetzt der gesamte chirurgische Unterricht nach gemeinsamem Plane geordnet.

Ein selbständiges Kolleg über chirurgische Anatomie findet sich schon 1826/27, etwas später nimmt der Chirurg Wutzer selbst dieses Kolleg auf und hat es viele Jahre lang gelesen. In den fünfziger Jahren kündigt der Chirurg Hoppe topographische Chirurgie und etwas nach ihm der Anatom Weber topographische Anatomie an; wahrscheinlich sind beide durch Hyrtls epochemachende „topographische Anatomie" von 1847 angeregt worden. Mosengeil und in den neunziger Jahren Witzel haben ebenfalls die chirurgische Anatomie berücksichtigt. Im chirurgischen Operationskurs hat gelegentlich auch ein Anatom mit unterrichtet.

Die chirurgische Vorlesung und Klinik begreift den Unterricht in Augen- und Ohrenheilkunde mit in sich. Nach dem Weggang v. Walthers, der ein berühmter Augenarzt war, entsteht unter den Dozenten in Bonn eine bemerkenswerte Aufmerksamkeit für die Augenheilkunde. Sie wird nun in besonderen Vorlesungen von Kilian, Wutzer und v. Šiedmogrodsky, später Schauenburg vorgetragen und in Operationskursen jahrelang von Johannes Müller und Kilian, in Phantomkursen von H. Nasse gelehrt. Die Heilung des Schielens bespricht Hoppe 1846/47, vielleicht angeregt durch Dieffenbachs wenig ältere Schieloperationen. Den Augenspiegel hatte Helmholtz 1851 erfunden und Ruete hatte ihn im folgenden Jahre zum bequemern Gebrauch verbessert; Mitte der fünfziger Jahre hatten die grossen Augenärzte den Gebrauch des neuen Hülfsmittels in die Praxis eingebürgert. In Bonn hat die ersten Uebungen mit dem Augenspiegel 1860/61 A. Nagel abgehalten, der aber Bonn nur kurze Zeit erhalten blieb. Vom Jahre 1863/64 ab setzt der modern geordnete ophthalmologische Unterricht durch Sämisch hier ein. Er umfasst zunächst Vorlesung, Klinik und Spiegelkurs, bald kommen Funktions- und Operationskurs hinzu; letzterer war noch kurze Zeit den Chirurgen verblieben. In der neueren Zeit haben sich eigene Vorlesungen über Entwicklungsgeschichte und Missbildungen, über pathologische Anatomie, die Immunitätslehre des Auges, über Hirn und Auge angeschlossen (Hummelsheim, Reis, zur Nedden, Stargardt).

Das Ohr ist in den ersten sechzig Jahren der Fakultät nur einmal Gegenstand selbständiger Behandlung gewesen, da Harless 1833 eine Vorlesung „über das Gehörorgan" hielt. Allerdings hatte Kilian 1831 über Augen- und Ohrenerkrankungen vorgetragen, ebenso Hoppe 1847, der auch einen Augen- und Ohrenoperationskurs abhielt. Diese Verbindung beider Fächer war der Zeit ganz gewohnt und natürlich. Erst 1878 setzt mit Walbs Vorlesung über spezielle Ohrenheilkunde verbunden mit klinischen Demonstrationen ein spezialistischer Unterricht ein, der sich sofort zur Poliklinik für Ohrenkranke erweiterte und dauernder Lehrgegenstand blieb. Czermak und Türk hatten Ende der fünfziger Jahre die Laryngoskopie in die Medizin eingeführt und als Methode durchgesetzt. Schon im Jahre 1863 und dann weiter finden wir in Bonn Vorlesungen über Kehlkopfkrankheiten mit Berücksichtigung der Laryngoskopie von Wolff, 1866 von Rühle, dessen Werk über Kehlkopfkrankheiten allerdings der vorlaryngoskopischen Zeit angehört. Von hier ab bleibt die Anwendung und der Unterricht im Gebrauch des Kehlkopfspiegels zunächst ein Besitz der Internisten. Im Anfang der achtziger Jahre hat der Chirurg Madelung Mund-, Nasen-, Rachenkrankheiten besonders behandelt; etwas später wandte sich auch Walb den Nasen- und Rachenkrankheiten zu, während gleichzeitig mit ihm der aus der Klinik hervorgegangene C. Burger Nasen- und Kehlkopfkrankheiten vortrug. Burger hat dann bis zu seinem Tode 1902 poliklinischen Unterricht in seinem Spezialfache erteilt. Seitdem ist die Behandlung und der Unterricht über Ohren-, Nasen-, Halskrankheiten in der ursprünglich nur der Ohrenheilkunde gewidmeten Poliklinik Walbs vereinigt. Neuerdings wird noch die Chirurgie der Nebenhöhlen besonders vorgetragen (Eschweiler).

Die Haut- und Geschlechtskrankheiten sind ursprünglich mehr von den Internisten als von den Chirurgen behandelt worden; klinisches Material stand beiden Gruppen zur Verfügung. Bischoff hat im Eröffnungssemester über venerische Erkrankungen gelesen und bis zur Jahrhundertmitte haben Harless, Albers, Böcker mehrfach über chronische Ausschlagskrankheiten, Hautkrankheiten und syphilitische Übel vorgetragen; dann aber befassten sich auch die Chirurgen Wutzer und Schauenburg mit dem Gegenstand. Von 1864/65 ab beginnt Doutrelepont gelegentlich über Syphilis zu lesen und im Jahre 1871/72 treten klinische Demonstrationen zu seinen Vorlesungen. Vom Jahre 1877/78 ab nahm er das Gebiet der Hautkrankheiten ebenfalls mit auf und vertrat beide spezialistisch von 1882/83 ab in der neugeschaffenen Hautklinik, die seitdem die Behandlung von Haut- und Geschlechtsleiden vereinigt. Der Lehrstoff ist in den letzten Jahren durch Vorlesungen über Gonorrhoe, Mundkrankheiten und Lichttherapie weiter ausgestaltet worden. Seit 1910 besteht ein praktischer Kurs der

Diagnostik und Therapie der Haut- und Geschlechtskrankheiten; er bietet durch Übungen am Kranken Gelegenheit zu gründlicherer Ausbildung.

Der Besprechung des Unterrichtes in der inneren Medizin geht zweckmässig eine Darstellung der Methode von Nasses klinischer Unterweisung[1]) voran, weil sie zeigen wird, dass gar manches Gebiet im Gesamtunterricht gepflegt wurde, ehe es als eigene Vorlesung nachweisbar wird. In der stationären Klinik hatte Nasse zuerst gemeinsamen Unterricht für alle klinischen Studenten erteilt, die er nur in Auskultanten und Praktikanten schied. Nach wenigen Jahren aber richtete er zwei Lehrkurse ein, die so bis zu den fünfziger Jahren bestehen blieben. Der erste Kurs, pathologische oder propaedeutische Klinik genannt, setzte die Kenntnis der Pathologie und der Semiotik voraus. Diese beiden Vorlesungen haben also das klinische Studium eröffnet. Der Lehrkurs setzte sich aus einer Reihe aufsteigender Übungen zusammen. Zuerst wurden an einem gegebenen Falle die Abweichungen von der Norm aufgesucht und beschrieben, dann wurden einzelne Organsysteme zur Untersuchung aufgegeben und in diesem Teile wurden Auskultation, Perkussion und chemische Diagnostik gelehrt. Hieran schlossen sich Übungen im Ausfragen der Kranken zur Feststellung der subjektiven Beschwerden und der Anamnese. Weiter wurden Krankengeschichten geführt und Sektionsprotokolle aufgenommen. Den Höhepunkt des Kurses bildeten diagnostische Übungen, die mit der Begründung einer angegebenen Diagnose begannen und bis zur Differentialdiagnose aufstiegen. Ein Teil der Übungen war schriftlich auszuarbeiten, sie wurden seminaristisch vorgetragen und verglichen.

Der höhere Kurs, therapeutische Klinik genannt, setzte die Kenntnis der speziellen Therapie und der Arzneimittellehre voraus, so dass diese Vorlesungen wohl von den Teilnehmern des ersten Kurses neben der klinischen Tätigkeit ge-

---

1) Fr. Nasse, Anleitung für angeh. Ärzte, Bonn 1834.

hört wurden. In diesem Kurs hatten die Studierenden der Reihe nach einen Fall aus der stationären Klinik zu übernehmen Sie hatten Diagnose und Prognose zu stellen, den Kurplan zu entwerfen, die Rezepte zu verfassen und da, wo es erforderlich war, die kleinen therapeutisch-technischen Eingriffe vorzunehmen, wie Aderlassen, Bougieren, Pflasterlegen. Nebenher kam Touchieren, digitale, bimanuelle und Spiegeluntersuchung in Frage. Ja, auch die ärztliche Überwachung und einen Teil der Pflege hatte der Praktikant seinem Kranken angedeihen zu lassen. In diesen Kurs fielen ebenfalls die Anweisungen über jene ärztlichen Aufgaben, die aus der Praxis hervorwachsen, wie Prophylaxe, Überwachung der Angehörigen von Kranken, Wohnungshygiene oder endlich die Abfassung gerichtlicher Gutachten.

Nach dem Stande der Wissenschaft seiner Zeit lehrte Nasse seine Schüler auch auf die Constitutio annua achten und die kritischen Tage beobachten. Eine Reihe von anleitenden und einführenden Vorlesungen über die einzelnen Aufgaben seiner klinischen Kurse hat Nasse im Laufe der Jahre gelesen und auch als Druckschriften herausgegeben, um die klinischen Diktate zu ersparen. Viele der genannten klinischen Übungen sind als besondere Kurse von Nasse, Harless, Naumann, Albers angekündigt worden; dazu kamen noch besondere klinische Kolloquia und Visiten bei interessanten Fällen.

Unter den die Klinik ergänzenden Vorlesungen vermissen wir zunächst bis zu den dreissiger Jahren (Naumann 1829/30) eine gesamte spezielle Pathologie und Therapie innerer Krankheiten und von da ab hält sich diese Vorlesung nur bis zur Mitte der neunziger Jahre, wohl weil das übermässige Wachstum des Stoffes die Bewältigung in einer Vorlesung tatsächlich unmöglich macht. In der Frühzeit wurden Pathologie und Therapie gesondert vorgetragen. Die Pathologie wird zunächst meist als (gesamte) Pathologie von den Klinikern, aber nicht von ihnen ausschliesslich, vorgetragen und entweder mit der Semiotik oder gelegentlich mit der pathologischen Anatomie vereinigt. Auch allgemeine Ätiologie, Pathogenese und Nosologie sind eigens vorgetragen worden und von den einzelnen Kapiteln der Pathologie oft die Lehre von der Entzündung, vom Fieber und von den akuten Krankheiten. Ende der sechziger Jahre geht die Vorlesung über allgemeine Pathologie an die Fachpathologen über, aber in neuester Zeit zeigt sich bei den Klinikern wieder die Neigung pathologische Themen aufzunehmen (Bohland, O. Prym).

Neben den umfassenden Vorlesungen sind einzelne Abschnitte der Pathologie und Therapie, nach verschiedenen Gesichtspunkten gewählt, vorgetragen worden. So Nervenkrankheiten zuerst 1823 („Kenntnis und Kur der Nervenkrankheiten und Konvulsionen") Krankheiten der Harn- und Zeugungsapparate 1834, Kreislauf- und Unterleibskrankheiten 1851/52, Herzkrankheiten 1863, Rückenmarkskrankheiten 1883, periphere Nervenkrankheiten 1883/84, Lungenkrankheiten 1885, Magenkrankheiten 1888, Krankheiten von Blut- und Stoffwechsel 1889, der Nerven und Muskeln 1889; oder über pestartige Erkrankungen 1831, indische Cholera 1832, über Gelehrten-, Handwerker- und über Greisenkrankheiten 1831. Auf den Unterricht der Internisten in den Frauen- und Kinderkrankheiten, den Haut- und Geschlechtskrankheiten, den Nasen- und Halskrankheiten ist schon oben aufmerksam gemacht worden.

Aus der Therapie ist die Diätetik und Krankenernährung in der alten Zeit besonders gern zum Gegenstand eigener Kollegien gemacht worden und dann wieder neuerdings, seit die Klinik durch Leyden den therapeutischen Zug angenommen hat. Balneologische, hydrotherapeutische und klimatologische Vorlesungen und Übungen treten auf und gehen durch die ganze Zeit. Die Elektrotherapie hat Harless 1840 (vor Duchenne) besprochen und wohl auch angewendet; durch Pflüger 1860/61 und Obernier 1867 ff. ist sie sicher praktisch geübt worden. Naumann las über Hülfe bei plötzlicher Lebensgefahr und neuerdings hat auch die therapeutische Technik und Krankenpflege ihren Platz gefunden. Die weiteste Ausgestaltung ist aber dem Unterricht in der Diagnostik zuteil geworden.

Nachdem Nasse schon 1825 auch die Diagnostik als Vorlesung und Übung behandelt hatte, finden wir wieder 1844 diagnostische Kurse. Heinrich gab damals in einem Repetitorium der Semiotik die mikroskopische und chemische Untersuchung und mit der Pathologie und Therapie der Brustkrankheiten die Auskultation und Perkussion. Schon vorher hatte Budge Anleitungen zur Untersuchung physiologischer und pathologischer Gegenstände gegeben (1842/43) und Böcker verspricht später (1851) die Berücksichtigung der klinischen Beziehungen bei seinen mikroskopischen Untersuchungen tierischer Flüssigkeiten. Der Kurs der Auskultation und Perkussion wurde zur regelmässigen Einrichtung vom Jahre 1861/62 ab (Deiters, Binz, Albers). Obernier nahm 1867 die chemische Diagnostik hinzu und dieser neue Kurs wird nach zehn Jahren wieder geteilt, so dass Obernier klinische Propädeutik, das heisst physikalische Diagnostik, und Finkler mikroskopische und chemische Diagnostik lehren. In dieser Form ist der Unterricht bis auf die Gegenwart gekommen und durch einen Nervenfunktionskurs erweitert worden.

Johannes Müller hatte 1828 eine Vorlesung über Eingeweidewürmer begründet, die bis zu den sechziger Jahren sich in der medizinischen Fakultät erhalten hat; 1869 hat sie Greef, vielleicht angeregt durch die Arbeiten Leukarts, zur medizinischen Zoologie erweitert. Heute gehört der Stoff in das Unterrichtsgebiet der Zoologen, die uns auch durch Vorlesungen über die Protozoenkunde (1908) unterstützen.

Die Poliklinik wurde von Nasse sorgfältig gepflegt, als Quelle interessanter Fälle für Klinik und Unterricht. Er dehnte ihre Wirksamkeit auch auf die ländliche Umgebung Bonns aus. Die Studierenden waren für diese Art von Lehrbetrieb sehr eingenommen, denn den Erfahreneren unter ihnen, wurden poliklinische Fälle zu selbständiger Behandlung anvertraut [1]. In der Mitte der achtziger Jahre macht sich zum erstenmal eine gewisse Selbständigkeit der Poliklinik geltend, in dem nun ein Assistent den Unterricht in den poliklinischen Consultationen übernimmt. Zur gleichen Zeit sind neben der allgemeinen Poliklinik noch andere Arbeits- und Unterrichtseinrichtungen an

1) Nasse a. a. O. und Stromeyer a. a. O.

der inneren Klinik nachzuweisen. So bestanden besondere poliklinische Abteilungen für Kinderkrankheiten (Ungar), Nervenkrankheiten (Rumpf), Nasen- und Halskrankheiten (Burger), und auch das klinische Laboratorium (Finkler) entwickelte eine rege Lehrtätigkeit. Der damalige Direktor der med. Klinik Ruehle hoffte durch diese Dezentralisation den auseinanderstrebenden Fächern den Raum zu spezialistischer Ausbildung zu geben, während die räumliche Nachbarschaft, die Assistentenstellung der Ärzte und der gemeinsame Unterricht den notwendigen Zusammenhang des Gesamtfaches wahren sollten [1]. Sein Nachfolger hat die Einzeleinrichtungen wieder in die Klinik und die Poliklinik eingegliedert. Es hat sich dann in neuerer Zeit an der Poliklinik ein paralleler, fast vollständiger Lehrgang der inneren Medizin entwickelt. Andererseits ist tatsächlich durch die moderne Spezialisierung eine gewisse Abwanderung von Material und Lehrstoff bei der medizinischen Klinik eingetreten. Ein Teil der Nervenkranken besucht nun die Spezialkliniken der Psychiater, ein Teil der Halskranken geht zur Ohrenklinik, und an Universitäten mit eigenen Kinderkliniken wird die Einbusse der inneren Klinik noch bedeutender. Freilich haben die Internisten durch Verfeinerung ihrer diagnostischen Methoden, durch die Bearbeitung neu sich erschliessender Wissengebiete (Stoffwechsel, innere Sekretion) und durch ihre junge Freundschaft mit der Chirurgie wieder neue Provinzen gewonnen. Diese Neuerwerbungen sind jüngstens auch im Unterricht bemerkbar.

Gleich im ersten Semester seiner Bonner Wirksamkeit, dann wieder vom zweiten Dezennium an hat Nasse über **Geisteskrankheiten** gelesen, neben und nach ihm haben Naumann, Albers, Finkelnburg oft über Geisteskrankheiten, Krankheiten der Seele oder Gemütskrankheiten gelesen. Da die Universität eine psychiatrische Klinik nicht besass, so wurde der

---

1) Rühle, Mitteil. aus der med. Klinik und Poliklinik zu Bonn, Deutsche med. Woch. 1888, I, S. 11.

klinische Anschauungsunterricht auf dem Wege eines Notbehelfes vermittelt. Es wurde mit der benachbarten Provinzial-Irrenanstalt in Siegburg eine Vereinbarung getroffen, dass zwei, später drei Studenten einen vierwöchentlichen Ferienkurs in der klinischen Psychiatrie durchmachen sollten. Die dadurch entstehenden Kosten trug die Universität, die wiederum die Zulassung zu dem Kurse von dem Bestehen eines Fleissexamens [1]) abhängig machte. Dieser Kurs ist von 1831/32—1878/79 nachweisbar. Die Siegburger Anstalt war 1815 gegründet, ihr Direktor, dessen Tätigkeit also den medizinischen Unterricht in Bonn ergänzte, war der berühmte Jacobi, später Fr. Hoffmann. Die Anstalt ist 1879 von Siegburg wegverlegt worden. Aus Pelmans „Erinnerungen" wissen wir, dass diese extensiv so beschränkte Einrichtung zur erfolgreichen Einführung ins Studium der Psychiatrie wohl geeignet war. Im Jahre 1850/51 und 1851 kündigte Nasse in Bonn ein Klinikum der Seelenheilkunde an. Wie er den klinischen Unterricht in Bonn ermöglicht hat, ob er etwa einen alten Lieblingsplan hat verwirklichen können und an seiner Klinik eine kleine psychiatrische Abteilung geschaffen hat, die durch Austausch mit einer anderen Heilanstalt die Mängel geringen Umfangs ersetzte, oder ob er sich des Materials einer hiesigen Privatheilanstalt, etwa der, die sein Sohn Werner von 1847—1854 leitete, bedient hat, das weiss ich nicht zu sagen. Ebenso ist mir die Grundlage des klinischen Unterrichts, den Dittmar in den siebziger Jahren erteilte, unbekannt. Einfacher liegt die Frage bei den klinischen Vorlesungen von Albers, die von 1862—1867 stattfanden, da dieser eine eigene Privatanstalt in Bonn leitete. Gleichzeitig veranstaltet Finkelnburg Ausflüge nach Siegburg, zur Belebung seiner psychiatrischen Vorlesungen.

Im Jahre 1882 konnte endlich die neugegründete Provinzialheilanstalt in Bonn unter W. Nasse für Unterrichtszwecke herangezogen werden. Zunächst wurde auf diesen Unterricht

---

1) C. Pelman, Erinnerungen eines alten Irrenarztes, Bonn 1912 z. Anf.

allerdings kein sehr grosser Wert gelegt. Die Klinik wurde einmal wöchentlich in zwei Stunden abgehalten, aber gelegentlich kam kein Kolleg zustande, gelegentlich wurde auch der Professor, dessen akademisches Amt ein Nebenamt blieb, ohne Stellvertretung beurlaubt. Unter Pelman wurde das Interesse für Psychiatrie lebhafter, sein Kolleg über Grenzzustände wirkte weit über den Kreis der Mediziner hinaus. Neben der Hauptvorlesung wurden besonders forensische Themen (E. Schultze), über Zurechnungsfähigkeit (Thomsen) und über Alkoholismus gelesen. Mit dem Eintritte Westphals sind dem Unterricht neue Gebiete erschlossen worden: Neurologie, pathologische Anatomie, experimentelle Psychologie, Kriminalpsychologie, abnorme Kinder (Hübner), soziale Bedeutung der Geisteskrankheiten.

Wie der Unterricht in der allgemeinen und speziellen Pathologie zunächst von den Klinikern vermittelt wurde, so lag die Pflege der pathologischen Anatomie vorzüglich in der Hand der Anatomen. Von den ersten Semestern an haben Mayer, M. Weber, Müller, dann auch Albers und Herm. Nasse (der ältere Sohn des Klinikers) regelmässig Vorlesungen über pathologische Anatomie gehalten und den Unterricht durch frische oder Museumspräparate anschaulich gemacht; es scheint sogar eigentliche Demonstrationskurse der pathologischen Anatomie gegeben zu haben (H. Nasse). Auch an praktischen Anweisungen und Übungen zur Erlernung der Sektionstechnik hat es nicht gefehlt. Die erste Vereinigung der beiden Gebiete, die heute den Lehrbereich unserer Pathologen ausmachen, vollzog sich im Kopfe Johannes Müllers, der als Erster hier gleichzeitig sowohl allgemeine Pathologie als auch pathologische Anatomie vorgetragen hat. Wenig später las M. Weber über Physiologie, Pathologie und pathologische Anatomie. Und Albers schuf die Verbindung von spezieller Pathologie und pathologischer Anatomie, also eine Vorlesung, die man eigentlich schon von Nasse, dem Vater, hätte erwarten sollen. Pathologische Histologie finden wir, wenigstens dem Namen nach, zuerst 1828, doch ist diese das Ergänzungsstück zur pathologischen Morphologie und keine Histologie in unserm Sinne, wenn gewiss auch das Mikroskop damals nicht grundsätzlich ausgeschlossen war. Julius Budge hat von 1841 an jahrelang eine Vorlesung über allgemeine Pathologie mit Experimenten am lebenden Tier und Übungen zoochemischer und mikroskopischer Art gehalten, die ganz gewiss anregend gewirkt hat, aber später sind Budges Interessen für die Pathologie hinter seinen physiologischen Neigungen zurückgetreten.

Ein neuer Zug kam in der Mitte des Jahrhunderts durch C. O. Weber in den pathologisch-anatomischen Unterricht. Wir finden nicht nur mikroskopische Untersuchung der Geschwülste, die Johannes Müller 1838 eingeführt hatte, sondern auch eine Vorlesung über allgemeine pathologische Anatomie, neben jenen über spezielle pathologische Anatomie. Zu der allgemeinen pathologischen Anatomie, die in dieser Zeit den Platz der allgemeinen Pathologie zu beanspruchen begann, fügte Rindfleisch in den sechziger Jahren den Unterricht in der experimentellen Aufhellung pathologischen Geschehens, und Köster in den siebziger Jahren den über pathologische Entwicklungsgeschichte. Rindfleisch richtete 1866 regelmässige histologische und Obduktionskurse ein, die sich in annähernd gleicher Form erhalten haben, und zu denen durch Köster noch Demonstrationskurs und Seminarübungen hinzukamen. Eine Einführung in die pathologisch-histologische Technik gab Ribbert 1884/85 und der gleiche Forscher hielt den ersten bakteriologischen Unterrichtskurs im Jahre 1891, also kurz nach Kochs Tuberkulinvortrag. Als Vorlesungen über Teilgebiete des Stoffkreises sind unter anderen zu nennen: Über Gehirn und Sinnesorgane 1830/31, Herz 1832/33, Knochen 1868, Haut 1872, Herz 1873, Infektionskrankheiten 1883.

Im anatomischen Theater war der Unterricht zunächst so gegliedert, dass im Winter über normale menschliche Anatomie vorgetragen wurde und dass daneben schon von 1819/20 an regelmässige Sezierübungen für die Studierenden abgehalten wurden. An der Leitung dieser Übungen ist neben

Professor Mayer auch bald Prosektor Weber beteiligt. Dagegen wurde im Sommersemester über allgemeine, über vergleichende und über pathologische Anatomie und über Physiologie gelesen. Hierzu traten von 1827 an Demonstrationen zur vergleichenden Anatomie und von 1829 an zootomische Übungen. Aus dem Kreise der normalen Anatomie nahm Mayer 1826 die chirurgische Anatomie zu praktischen Zwecken besonders vor, ähnlich stand es um die Vorlesung über Arterienunterbindungsstellen (Weber), Anatomie der Hernien, Bänderlehre mit Rücksicht auf die Verrenkungen (1851/52 Budge). Auf vergleichend anatomischem Gebiete finden wir ausser zahlreichen Teilvorlesungen, Anatomie der menschlichen Rassen und manche Vorlesungen zur Schädellehre.

Eine Vorlesung von Mayer über die Anatomie des Foetus (zuerst 1821), die nicht immer eine ganze Semestervorlesung füllte, bildet die erste Anlage des embryologischen Unterrichts. Die Entwicklungsgeschichte hat Windischmann der Jüngere 1833/34 hier eingeführt, 1856 hat sie Weber und von 1859 an v. La Valette regelmässig gelesen.

Mayers Antrittsvorlesung von 1819 zeigt, dass er zwar sehr wohl das Mikroskop zu benutzen verstand, aber im anatomischen Unterricht machte er zunächst keinen Gebrauch von diesem Hilfsmittel, dessen Anwendung ihm ein Hinübergreifen ins Gebiet der Physiologie bedeutet. Die Auffassung ist nicht etwa eine Eigentümlichkeit Mayers, vielmehr ist vielfach bis weit in die zweite Hälfte des Jahrhunderts hinein die mikroskopische Anatomie eine Aufgabe der physiologischen Institute gewesen. So hat denn Mayer schon 1823 seine physiologische Vorlesung mit mikroskopischen Demonstrationen ausgestattet, und 1837/38 „mikroskopische Übungen zur Physiologie“ eingeführt, aber erst 1836/37 seine allgemeine Anatomie durch mikroskopische Anatomie ergänzt, und erst Ende der vierziger Jahre haben Schaaffhausen und Budge Vorlesungen über mikroskopische Anatomie gehalten. Helmholtz machte seine Erläuterungen zur mikroskopischen Anatomie mit einem zeitentsprechenden Demonstrationsapparat, dem Sonnenmikroskop.

Seit den sechziger Jahren hatten sich im anatomischen Institut drei erfolgreiche Mikroskopiker zusammengefunden M. Schultze, v. La Valette und Deiters; an des ersteren Stelle tritt später v. Leydig. Nun nimmt der Unterricht in mikroskopischer Anatomie einen breiteren Raum ein. Er wird auf den Sommer verlegt, zu den Vorlesungen und Übungen kommt ein Kurs für Vorgeschrittenere. Seit Leydigs Wirksamkeit tritt auch die vergleichende Anatomie, die in den Frühzeiten sehr fleissig bearbeitet worden war, wieder mehr hervor; heute ist sie dem Unterrichtsgebiete der Zoologen zugewiesen. Topographische Anatomie hat Weber 1859 eingeführt (s. bei der Chirurgie S. 72). Von den einzelnen Organsystemen ist das Zentralnervensystem zu allen Zeiten hier mit Vorliebe behandelt worden.

Bei der Betrachtung des Unterrichts in der Physiologie lasse ich die Vorlesungen der Nichtfachphysiologen beiseite, aber auch einige besondere Vorlesungen des Hauptfachlehrers Mayer seien hier nur gestreift, so seine Hormologie (Lehre von den Instinkten) von 1826, seine transcendentale Physiologie, die er 1820 und dann wieder 1848 (!) gelesen hat, sowie seine organische Mathesis von 1822/23, nämlich die Lehre von den stöchiometrischen, morphologischen und hormologischen Verhältnissen des tierischen Körpers. Möglicherweise ist die letztere der Ansatz zu einer allgemeinen Physiologie, wie sie auch Treviranus in einer Vorlesung von 1833/34 vorgetragen hat (Allgemeine Physiologie der belebten Naturkörper). Allgemeine Physiologie hat Budge 1843 und später viele Jahre lang Schaaffhausen vorgetragen, dann hat Pflüger sie aufgenommen und endlich in seine grosse Vorlesung eingegliedert. Die eigentliche Hauptvorlesung zum physiologischen Unterricht begann Mayer 1819 und hat sie stets regelmässig als Sommervorlesung gehalten. Sie heisst spezielle Physiologie des Menschen, ist von vornherein experimental, und erhält schon in den ersten Jahren mikroskopische Demonstrationen beigegeben. Im Jahre 1825 hielt Johannes Müller, und zwar Sommer wie Winter, eine grosse Vorlesung über vergleichende Physiologie des Menschen und der Tiere, die mit

Experimenten, Vivisektionen und mikroskopischen Demonstrationen ausgestattet war und einige Jahre lang von ihm weitergelesen wurde.

Budges und Helmholtz' Vorlesung halten sich in diesem Rahmen, erst Pflüger führt eine weit umfangreichere Hauptvorlesung ein. Nach den ersten Versuchen richtete er eine Zweisemestervorlesung ein, deren eine Hälfte die allgemeine Physiologie und den animalen Teil der speziellen Physiologie enthielt, während die zweite Hälfte den vegetativen Teil der speziellen Physiologie und die Entwicklungslehre behandelt. In dieser Form hat Pflüger das Kolleg dauernd beibehalten. In den ersten Jahren seiner Lehrtätigkeit las Pflüger aber ausserdem medizinische Physik, wohl angeregt durch Ficks epochemachendes Werk von 1857, und medizinische Chemie. Die medizinische Physik hat später Zuntz vorgetragen und Fuchs hat, allerdings ohne dauernden Erfolg, Ende der siebziger Jahre versucht, ihr den Rang eines eigenen Lehrfaches zu geben. Die medizinische Chemie hat neben Pflüger auch Preyer gepflegt. Neuerdings ist eine eigene Abteilung für physiologische Chemie errichtet worden (Schöndorff). Von Teilgebieten der Physiologie sind das Zentralnervensystem und die Sinnesorgane hier mit Vorliebe behandelt worden. Bemerkenswert ist auch eine Vorlesung von Mayer aus dem Jahre 1837/38 und öfter über neueste mikroskopische Entdeckungen in der Physiologie, von der ich vermute, dass sie die Errungenschaften Johannes Müllers, Schleidens und Schwanns behandelt haben wird.

Die Darwinsche Theorie ist von den Physiologen als eine besonders ihr Fach betreffende Neuerung empfunden worden. So haben sie, und nur sie, Vorlesungen über den Gegenstand gehalten. Preyer hat das Erscheinen des Darwinschen Ideenkreises in Deutschland (Häckels Rede auf der Stettiner Naturforscherversammlung) durch seine Vorlesung 1868/69 begrüsst, später haben Finkler 1878 und Kochs 1895 nochmals darüber vorgetragen.

Die praktische Schulung der Studierenden in den physiologischen Arbeitsmethoden beginnt mit den (oben bei der

Mikroskopie erwähnten) Übungen im Gebrauch des Mikroskopes 1838. Einem eigentlichen physiologischen Kurse, den Budge 1846 einführte, gehen Übungen im Anschluss an die Vorlesung voran, wie sie Mayer und Weber schon 1843 versuchten; offenbar ist eine Nachbildung des anatomischen Unterrichts beabsichtigt. Später (1848) wird eine Kombination von vergleichend-anatomischem und physiologischem Kolleg und Kurs versucht, aber wieder zu Gunsten eines einfach-physiologischen Kurses aufgegeben. Pflüger führt 1860, neben dem vorgefundenen physiologischen Kurs, einen physiologisch-chemischen Übungskurs ein; Mitte der sechziger Jahre finden wir von ihm „Physiologische Experimente und Beobachtungen für Geübtere" angezeigt, aus denen dann sein physiologisches Seminar hervorgegangen ist. Der physiologische Kurs ist durch die neue Prüfungsordnung obligatorisch geworden.

Schon im ersten Drittel des XIX. Jahrhunderts begegnet uns der Titel „Hygiene" im Vorlesungsverzeichnis (Harless 1830). Aber ihre Verbindung mit der Diätetik zeigt uns, dass subjektive Individualhygiene, ein der Prophylaxe verwandter Zweig ärztlicher Kunst, gemeint ist, und nicht jene Wissenschaft, die wir heute mit diesem Namen belegen. Die Hygiene in unserm Sinne hat Finkelnburg 1863 zum Vorlesungsgegenstand gemacht, und sie in gewissen Zwischenräumen regelmässig vorgetragen, denn sein Hauptfach war gerichtliche Medizin. Als er 1876 an das Berliner Reichgesundheitsamt überging, hat Wolffberg seine Vorlesungen aufgenommen und nach Finkelnburgs Rückkehr 1880 haben beide weiter über Hygiene gelesen. Aus Wolffbergs Vorlesungstiteln (1877—87) sehen wir, dass dieselben Gegenstände damals wie heute den Hygieniker beschäftigen: Wasser, Untersuchungen des Wassers, Boden, Ernährung, Nahrungsmittel, Städtereinigung, Schulhygiene.

Als in den achtziger Jahren (Kochs Entdeckung des Cholerabazillus von 1883) das Interesse der medizinischen Welt für die Kleinlebewesen als Krankheitserreger wuchs, da war es zweifelhaft, welches Lehrfach sich den neuen Stoff, die

Bakteriologie, eingliedern werde. Dementsprechend wird hier im gleichen Jahre von pathologischer Seite über „Infektionskrankheiten“, vom Hygieniker über „Infektion“ gelesen. Letzterer hat auch schon 1889/90 über Bakteriologie vorgetragen, aber bereits 1890/91 findet im pathologischen Institut der erste bakteriologische Kurs statt. Doch siegen in dieser Sache die Hygieniker, denn da grade damals das hygienische Institut als „Laboratorium“ gegründet wurde, so liess sich die neue Arbeitsstätte leichter als die alte für die Pflege der Bakteriologie einrichten. Vom Jahre 1893 an ist Finkler in der Lage bakteriologische Demonstrationen und Kurse abzuhalten. Im Jahre 1894/95 übernahm Kruse die Leitung des bakteriologischen Laboratoriums; seit dieser Zeit wird im Institute neben der experimentellen Hygiene Bakteriologie sowohl für Mediziner, wie für Zahnärzte, Apotheker, Chemiker, Landwirte und Naturwissenschaftler gelehrt und in Kursen praktisch geübt.

Durch die staatliche soziale Gesetzgebung wurde der Arzt teils vor neue ungewohnte Aufgaben gestellt, teils hat er alte Fragen unter der Last einer neuen Verantwortung zu beantworten. Hier musste der akademische Unterricht hülfreich eingreifen, sollte nicht eine schwer empfundene Lücke in der Ausbildung des Mediziners bleiben. Im Jahre 1891 haben sich der Neurologe Fuchs und der Chirurg Witzel zu diesem Werke zusammengefunden. Sie haben bis 1900 häufig über „Verletzungen und ihre Folgezustände vom Standpunkt der Unfallgesetzgebung aus“ vorgetragen. Das Beispiel dieser Zusammenarbeit ist mehrfach nachgeahmt worden (Witzel und Rumpf, Rumpf und Rieder). Aber auch die Internisten (Schmidt 1897 ff., Finkelnburg der Jüngere 1904 ff.), die Ophthalmologen (Peters 1896), die Psychiater (Schultze 1900/01, Hübner neuerdings) haben ihre Fächer von diesem Gesichtspunkt aus durchmustert. Im Jahre 1906 richtete Rumpf einen regelmässigen Unterricht aus Vorlesungen und Übungen ein; ihm folgte etwas später Rieder. Im gleichen Jahre eröffnete Rumpf ein Seminar für soziale Medizin, an dessen Leitung Rieder beteiligt war. Rumpf hat durch dieses Seminar, durch seine Lehrbücher, die dem Unterricht feste Grundlagen gaben und durch öffentliche Vorträge, die die Bedeutung des neuen Faches für Arzt und Medizin beleuchteten, einen wesentlichen Einfluss auf die Ausgestaltung der sozialen Medizin gewonnen.

Geschichte der Medizin wurde bereits in den Frühzeiten hier vorgetragen und zwar wurde sowohl pragmatische Geschichte gelehrt (Windischmann), als auch antike Autoren in lateinischer Sprache gelesen und erklärt (Harless und Ennemoser). Derartige Lektüre sollte neben der Erkenntnis des früheren medizinischen Denkens auch die lateinische Sprachgewandheit fördern und ausserdem noch ein bescheidenes Mass sachlich-medizinischen Wissens in Semiotik und Prognostik gewinnen helfen. In den fünfziger und sechziger Jahren hat dann Naumann neues Interesse für das Fach gezeigt und neben der Geschichte der Medizin auch historische Pathologie und medizinische Geographie[1]) vorgetragen. Seither ist Geschichte der Medizin nur noch einige Male Anfang der achtziger Jahre (Schulz) und einmal Anfang der neunziger Jahre (Witzel) vorgetragen worden. Gelegentlich haben aber während der ganzen Zeit einzelne Dozenten ihr Lehrfach oder Teile aus ihm historisch betrachtet und dargelegt (u. A. Kilian, M. Weber, Fritsch) oder es wurden die neuen Entdeckungen und Fortschritte in der Medizin gezeigt (Finkler). Seit 1907 hat Verfasser das Fach der Geschichte der Medizin wieder aufgenommen.

Vorlesungen für eine Zuhörerschaft, die über die Grenzen der eigenen Fakultät hinausgeht, haben die Mediziner nur selten gehalten. Hier sind dann die Stoffe meist dem anthropologischen Kreise oder der Gesundheitslehre entnommen. Mayer, Nasse, Böcker, Binz haben sich in den füheren Jahren, Pelman, Schiefferdecker, Finkler, Rumpf, Hoffmann haben sich neuerdings hier verdient gemacht. Auch die Vorlesungen und Kurse über „erste Hilfe“ sind in gewissem Sinne hier zu nennen.

1) Auf diese Neigung Naumanns gründet sich wohl das abfällige Urteil A. Springers (Aus m. Leben, Berlin 1892, S. 211).

Dass neben den akademischen Lehrinstituten auch andere Bonner Krankenhäuser dem medizinischen Unterricht gedient haben, dafür finden wir den ersten Nachweis 1845/46, wo Heinrich, Assistent der inneren Klinik, im städtischen Krankenhaus (Johannishospital) klinische Übungen veranstaltete. Zu unserer Zeit sind mehrere hiesige Krankenanstalten teils in den Unterricht einbezogen, teils geben sie jungen, fertigen Ärzten die Möglichkeit weiterer Ausbildung unter akademischen Lehrern, teils wird das in ihnen vorliegende und gewonnene Material indirekt dem Unterrichtszwecke zugeführt, dadurch, dass die Leiter dieser Anstalten zugleich Dozenten der medizinischen Fakultät sind.

Anhang.

Auszug aus der Frequenzstatistik der medizinischen Fakultät.

SS.	1825	156	Studierende.
„	1835	133	„
„	1845	103	„
„	1855	88	„
„	1865	163	„
„	1875	123	„
„	1885	311	„
„	1895	325	„
„	1905	207	„
„	1915	1026	„

Verzeichnis der aus der medizinischen Fakultät hervorgegangenen Rektoren der Universität.

1836/37 Wutzer
1838/39 Mayer
1842/43 Naumann
1853/54 Wutzer
1862/63 Busch
1865/66 Naumann
1870/71 Veit
1885/86 Binz
1889/90 Pflüger
1892/93 Sämisch
1898/99 Köster
1900/01 v. La Valette
1909/10 Schultze, Fr.
1916/17 Ribbert.

Dekanatsverzeichnis.

1818/19 Harless
19/20 Harless
20/21 Stein
21/22 v. Walther
22/23 Mayer
23/24 Nasse
1824/25 Harless
25/26 Mayer
26/27 Nasse
27/28 Harless
28/29 Bischoff
29/30 Mayer

1880/81 Harless
31/32 Nasse
32/33 Harless
33/34 Mayer
34/35 Bischoff
35/36 Naumann
36/37 Ennemoser
37/38 Harless
38/39 Wutzer
39/40 Kilian
40/41 Weber
41/42 Harless
42/43 Mayer
43/44 Nasse
44/45 Naumann
45/46 Kilian
46/47 Wutzer
47/48 Weber
48/49 Harless
49/50 Mayer
50/51 Nasse †
zweite Hälfte der Prodekan
51/52 Naumann
52/53 Kilian
53/54 Weber
54/55 Naumann
55/56 Kilian
56/57 Wutzer
57/58 Weber
58/59 Busch
59/60 Naumann
60/61 Kilian
61/62 Weber
62/63 Schultze, M.
63/64 Pflüger
64/65 Naumann
65/66 Albers
66/67 Weber
67/68 Schultze, M.
68/69 Pflüger
69/70 Rindfleisch
70/71 Naumann
71/72 Schultze, M.
72/73 Pflüger
73/74 Rindfleisch

zweite Hälfte der Prodekan
1874/75 Sämisch
75/76 Binz
76/77 Köster
77/78 v. La Valette
78/79 Pflüger
79/80 Köster
80/81 Sämisch
81/82 Binz
82/83 v. La Valette
83/84 Pflüger
84/85 Köster
85/86 v. La Valette
86/87 Pflüger
87/88 Köster
88/89 Binz
89/90 v. La Valette
90/91 Köster
91/92 Pflüger
92/93 Binz
93/94 v. La Valette
94/95 Pflüger
95/96 Köster
96/97 Binz
97/98 v. La Valette
98/99 Schultze, Fr.
99/1900 Pflüger
1900/01 Köster
01/02 Binz
02/03 v. La Valette
03/04 Fritsch
04/05 Finkler
05/06 Binz
06/07 Schultze, Fr.
07/08 Ribbert
08/09 Westphal
09/10 Kuhnt
10/11 Nussbaum
11/12 Leo
12/13 Bonnet
13/14 Garrè
14/15 Krause
15/16 Verworn
16/17 v. Franqué
17/18 Neumann

Alphabetisches Verzeichnis sämtlicher Dozenten der medizinischen Fakultät, 1818—1920,

zugleich des Namensverzeichnisses erster Teil.

Die Zeitangaben beziehen sich auf die akademische Wirksamkeit in Bonn und sind einschliessend zu verstehen.

Capelle, W., ab 1912 Chirurgie. Jetzt in Nymphenburg. 15.
Cords, R., 1911—1918, Augenheilkunde. Jetzt in Köln. 17.
Cramer, H., ab 1912/13 Gynaekologie. 20.

Deiters, O., 1859—1863/64 †, Anatomie. 32, 78, 84.
Dittmar, K., 1874/75—1878/79, Psychiatrie. Später in Saargemünd. 67, 80.
Doutrelepont, J., 1863/64—1918 †, Extraord. 1869/70, Ord. 1904, Chirurgie, Dermatologie. 17, 53, 74.
Dragendorff, O., 1910/11—1918, Anatomie. Jetzt in Greifswald. 33.
Dreser, H., 1894—1894/95, Pharmakologie. Jetzt in Düsseldorf.

Eichler, M., 1898—1916/17 †, Zahnheilkunde. 61.
Eigenbrodt, C., 1890—1895, Chirurgie. Jetzt in Darmstadt.
Els, H., ab 1914/15 Chirurgie. 15.
Embden, G., 1906/07—1910, Klinische Chemie. Jetzt in Frankfurt a. M.
Ennemoser, I., 1819—1836, Extraord. 1819, Ordin. 1830, 1854 †, Pathologie und Therapie. Lebte später in München. 2, 3, 5, 6, 64, 88.
Eschweiler, R., ab 1898 Oto-Rhino-Laryngologie. 17.
Esser, J., 1903—1914 †, innere Medizin, Kinderheilkunde. 13, 71.
Eulenberg, H., 1849—1850, gerichtliche Medizin. (Kreisphysikus in Bonn.) 67.

Finkelnburg, C., der Vater, 1863—1876 und 1880—1895/96 †, Extraord. 1872, gerichtliche Medizin, Psychiatrie, Hygiene. 37, 59, 66, 67, 79, 80, 86, 87.
Finkelnburg, R., der Sohn, ab 1902/03 innere Medizin, Neurologie. 12.
Finkler, D., 1877/78—1911/12 †, Extraord. 1881/82, Ordin. 1895/96, Physiologie, innere Medizin, Hygiene. 12, 38, 49, 60, 78, 79, 85, 87, 88.
Fischer, B., 1904—1908, pathol. Anatomie. Jetzt in Frankf. a. M. 35.
Fischer, O., 1841—1842/43, Chirurgie.
Foerster, R., 1902/03—1908, Psychiatrie.
v. Franqué, O., Ordin. ab 1912, Gynaekologie, Geburtshilfe. 20, 47.
Friboes, W., 1912/14, Dermatologie. Jetzt in Rostock. 18.
Fritsch, H., Ordin. 1893/94—1914/15 †, Gynaekologie und Geburtshilfe. 19, 20, 45, 46, 47, 88.
Froehlich, F., ab 1910/11, Physiologie. 29.
Fründ, H., ab 1914, Chirurgie. 15.
Fuchs, F., 1877/78—1910/11 †, Extraord. 1883/84, Physiologie, Neurologie. Später in Italien. 85, 87.
Garrè, C., Ordin. ab 1907, Chirurgie. 15, 51, 52.
Geppert, A., 1886/87—1898/99, Extraord. 1893, Pharmakologie. Jetzt in Giessen. 37. 67.
Gerhartz, H., ab 1914/15, innere Medizin. 12.

Graff, H., ab 1898, Chirurgie. 15.
Greeff, 1865—1870/71, Anatomie. 78.
Grouven, K., 1900/01—1909/10, Dermatologie. Jetzt in Halle. 18.
Grube, K, 1905—1919/20 †, Physiologie. 29.

Habermann, R., ab 1919/20, Dermatologie. 18.
Harless, F., Ordin. 1818/19—1852/53 †, Pathologie und Therapie. 1, 10, 40, 61, 65, 66, 69, 70, 73, 74, 76, 77, 86, 88.
Hayn, 1826/27—1827, Gynaekologie.
Heiderich, F., Extraord. ab 1911/12, Ordin. hon. 1917, Anatomie. 32.
Heinrich, C., 1844—1847/48, innere Medizin. 68, 78, 89.
Helmholtz, H., Ordin. 1855/56—1858, Physiologie. 1894 † in Berlin, der grosse Physiker und Physiolog. 16, 24, 25, 26, 31, 56, 63, 73, 83, 85.
Heuck, W., 1912 1913, Dermatologie. Jetzt in München. 18.
Hinselmann, H., ab 1913/14, Gynaekologie. 20.
Hirsch, O., Ordin. ab 1919/20, innere Medizin. 12, 49.
Hoening, H., 1870—1871, Gynaekologie.
Hoffmann, E., Extraord. ab 1910, Ordin. 1918, Dermatologie. 17, 54, 88.
Hoppe, J., 1846—1851/52, Chirurgie. 1891 † in Basel. 72, 73.
Horn, P., ab 1917, soziale Medizin. 13.
Hübner, A., ab 1907/08, Psychiatrie. 21, 81, 87.
Hummelsheim, E., ab 1897, Ophthalmologie. 17, 73.

Jores, L., 1893/94—1903/04, path. Anatomie. Jetzt in Marburg. 35.
Junius, P., ab 1914, Ophthalmologie. 17.
Junkersdorf, P., ab 1919/20, Physiologie.

Kantorowicz, A., ab 1918, Zahnheilkunde. 61.
Kastner, K., 1819/20—21, Prof. der Chemie und Physik; wird zugleich in der med. Fakultät als Privatdozent geführt. Medizin u. pharmaz. Chemie. Später in Erlangen. 2, 68.
Klapp, R., 1904/05—1906/07, Extraord. hon. 1906/07, Chirurgie. Jetzt in Berlin.
Kilian, H., Extraord. 1828/29—1863 †, Ordin. 1834, Gynaekologie. 2, 19, 47, 70, 73, 88.
Kochs, W., 1881/82—1898 †, Physiologie. 37, 85.
Kocks, J., 1875—1918/19 †, Gynaekologie. 20, 70.
Koelpin, O., 1904/05—1909/10 †, Psychiatrie.
König, H., ab 1915, Psychiatrie. 21.
Koester, K., Ordin. 1874—1905 †, pathologische Anatomie und allgemeine Pathologie. 35, 49, 58, 69, 82.
Krause, P., Extraord. ab 1909, Ord. 1909/10, innere Medizin. 12, 50.
Krimer, J., 1820—1821/22, medizinische Chemie. Später in Aachen. 2. 8, 68.
Krukenberg, G., 1883/84—1899 †, Gynaekologie. 70.

Kruse, W., 1894—1909 u. 1911/12—1913, Extraord. 1898, Ordin. 1911/12, Bakteriologie und Hygiene. Jetzt in Leipzig. 38, 60, 87.

Kuhnt, H., Ordin. ab 1907, Ophthalmologie. 16, 17, 52.

v. La Valette St. George, A., 1858/59—1910 †, Extraord. 1870/71, Ordin. 1875, Anatomie. 32, 33, 56, 83, 84.

Leo, H., Extraord. ab 1890, Ordin. 1909, innere Medizin und Pharmakologie. 12, 37, 50, 58.

v. Leydig, F., Ordin. 1875—1907/08 †, Anatomie. Lebte später in Würzburg und Rothenburg o. T. 32, 35, 56, 84.

Liniger, H., 1902/03—1905/06, Chirurgie, soziale Medizin. Jetzt in Düsseldorf. 72.

Machol, A., 1907/08—1916, Chirurgie. Jetzt in Erfurt. 15.

Madelung, O., 1873—1882, Extraord. 1881, Chirurgie. Zuletzt in Strassburg. 15, 72, 74.

Makkas, M., 1812—1813/14, Chirurgie.

Martius, ab 1919/20, Gynaekologie. 20.

Mayer, A., Ordin. 1819—1865 †, Anatomie und Physiologie. 1, 3, 9, 21, 25, 29, 30, 44, 45, 56, 62, 81, 83, 84, 85, 86, 88.

v. Mosengeil, C., 1870/71—1899/1900 †. Extraord. 1876/77, Chirurgie und Orthopädie. 16, 72.

Mueller, Fr., Extraord. 1889—1889/90, innere Medizin. Jetzt in München. 12.

Mueller, J., 1824—1832/33, Extraord. 1826/27, Ordin. 1830. Anatomie und Physiologie. Zuletzt in Berlin. 1858 †. 2, 3, 5, 9, 12, 15, 22, 23, 24, 30, 33, 62, 63, 65, 73, 78, 81, 82, 84, 85.

Nagel, A., 1860—1860/61, Ophthalmologie. Zuletzt in Tübingen. 1895†. 16, 73.

Nasse, Fr., der Vater, Ordin. 1820—1850/51 †, innere Medizin. 2, 3, 5, 7, 8, 9, 10, 11, 41, 43, 45, 49, 58, 65, 67, 68, 71, 75, 76, 77, 78, 79, 80, 81, 88.

Nasse, H., der ältere Sohn, 1833/34—1836, Chirurgie und patholog. Anatomie. Zuletzt Physiologe in Marburg. 1892 †. 9, 24, 73, 81.

Nasse, W., der jüngere Sohn, Ordin. hon. 1881/82—1889 †. Psychiatrie. 20, 54, 80.

Naumann, M., Ordin. 1828/29—1871 †, innere Medizin. 2, 3, 10, 11, 35, 49, 66, 75, 77, 79, 88.

Nees v. Esenbeck, Th., 1821—1828/29 (dann in der phil. Fakultät), Pharmazie. 2, 68.

Neumann, R. O., Ordin. ab 1914, Hygiene. 38, 60.

Nussbaum, A., der Sohn, ab 1919, Chirurgie. 15.

Nussbaum, M., der Vater, 1877—1915 †, Extraord. 1881, Ordin. 1907, Anatomie und Biologie. 26, 29, 32, 56.

Obernier, F., 1866—1882 †, Extraord. 1869/70, innere Medizin. 12, 69, 71, 77, 78.
Oehme, K., ab 1919/20, innere Medizin. 13.
Orth, J., 1872/73, pathologische Anatomie. Jetzt in Berlin. 35.

Pelman, C., Ordin. 1889/90—1916 †, Psychiatrie. 20, 54, 64, 80, 81, 88.
Peters, A., 1892—1901, Ophthalmologie. Jetzt in Rostock. 16, 87.
Petersen, H., 1898—1905, Chirurgie. Jetzt in Duisburg.
Pflüger, E., Ordin. 1859—1909/10 †, Physiologie. 24, 26, 27, 28, 29, 38, 45, 56, 68, 77, 84, 85, 86.
Pletzer, H., ab 1894, Gynaekologie. 20.
Poppelreuter, W., ab 1919/20, Psychiatrie. 21.
Preyer, W., 1867—1868/69, Physiologie. Zuletzt in Wiesbaden. 1892†. 7, 29, 37, 69, 85.
Prior, J., 1884—1887/88, innere Medizin. Jetzt in Köln.
Prym, O., ab 1907/08, innere Medizin. 13, 77.
Prym, P., ab 1909/10, pathologische Anatomie. 35.
Pütter, A., ab 1911, Physiologie. 29.

Reichenbach, H., Extraord. 1909—1911, Hygiene. Jetzt in Göttingen. 38.
Reifferscheid, K., 1903/04—1918, Gynaekologie. Jetzt in Göttingen. 20.
Reis, W., ab 1904/05, Ophthalmologie. 17, 73.
Ribbert, H., 1880/81—1891/92, Extraord. 1883/84, dann wieder in Bonn, Ordin. ab 1905, pathologische Anatomie und allgem. Pathologie. 35, 59, 82.
Rieder, H., 1895/96—1913 †, Extraord. 1898, Chirurgie. 72, 87.
Rindfleisch, E., Ordin. 1865/66—1871/72, pathologische Anatomie und allg. Pathologie. Zuletzt in Würzburg. 1908 †. 4, 34, 35, 49, 58, 82.
Rosemann, 1903/04, Physiologie. Jetzt in Münster i. W.
Rost, G., 1914, Dermatologie. 18.
Ruehle, H., Ordin. 1864/65—1888 †, innere Medizin. 11, 12, 45, 49, 74, 79.
Rumpf, Th., 1883—1887, dann wieder in Bonn ab 1901. Extraord. 1903/04, Ordin. hon. 1907/08, innere und soziale Medizin. 12, 48, 61, 79, 87, 88.

Saemisch, Th., 1863—1909 †, Extraord. 1867, Ordin. 1873, Ophthalmologie. 16, 46, 52, 73.
Salge, B., Ordin. ab 1919/20, Pädiatrie. 12.
Schaaffhausen, H., 1844/45—1892/93 †, Extraord. 1860/61, Ordin. hon. 1889/90, Anatomie und Anthropologie. 10, 33, 83, 84.
Schauenburg, H., 1852/53—1857, Chirurgie. Zuletzt in Mörs. 1876 †. 73, 74.
Schede, M., Ordin. 1895/96—1902/03 †, Chirurgie. 15, 50, 52.
Schenck, Fr., 1889/90—1890, Physiologie. Zuletzt in Marburg. 29.

Schiefferdecker, P., ab 1888, Extraord. 1889. Ordin. hon. 1918/19, Anatomie und Anthropologie. 32, 33, 61, 88.
Schmieden, V., 1903/4—1906/7, Chirurgie. Jetzt in Frankfurt a. M
Schmidt, A., 1894—1902, wieder in Bonn, Ordin. 1918†, innere Medizin. 11, 12, 13, 49, 70, 87.
Schmiz, C., ab 1906/07, Geschichte der Medizin. 88.
Schöndorff, B., ab 1897/98, Extraord. 1902/03, Physiologie. 29, 85.
Schroeder, H., 1899—1908/09, Gynaekologie. Jetzt in Dortmund.
Schroeder, K., 1865/66—1867/68, Gynaekologie. Zuletzt in Berlin. 1887 †. 20, 70.
Schultze, E., 1895—1904, Psychiatrie. Jetzt in Göttingen. 21, 81, 87.
Schultze, Fr., Ordin. ab 1888/89, innere Medizin. 7, 11, 12, 49.
Schultze, M., Ordin. 1859—1873/74 †, Anatomie. 31, 32, 33, 55, 56, 84.
Schulz, H., 1879—1882/83, Pharmakologie. Jetzt in Greifswald. 37, 68, 69, 88.
Seitz, A., 1912—1913/14, Hygiene. Jetzt in Leipzig. 38.
Selter, H., 1905—1913/14, Hygiene. Jetzt in Königsberg. 38.
v. Siedmogrodsky, 1831, Chirurgie. 73.
Sioli, F., ab 1919/20, Psychiatrie. 21.
Sobotta, J., Ordin. ab 1919, Anatomie. 32, 56.
Stargardt, K., ab 1914, Ophthalmologie. 17, 73.
Stein, G., Ordin. 1819—1827 (geführt bis 1835), Gynaekologie. 1870†. 1, 18, 19, 41, 47, 70.
Stertz, O., 1910/11—1912, Psychiatrie. Jetzt in Breslau.
Stich, R., 1907/08—1911, Chirurgie. Jetzt in Göttingen. 15.
Strassburger, J., 1900—1911, innere Medizin. Jetzt in Frankfurt. 13.
Stursberg, H., ab 1907, innere Medizin. 13.

Thomsen, R., 1888/89—1914 †, Psychiatrie. 21, 81.
Thörner, W., ab 1918/19, Physiologie. 29.
Trendelenburg, Fr., Ordin. 1882—1895, Chirurgie. Jetzt in Leipzig. 15, 52.

Ungar, E., ab 1883, Extraord. 1888, Ordin. hon. 1912/13, gerichtliche Medizin, innere Medizin, Paediatrie. 12, 48, 49, 67, 71, 79.

Veit, G., Ordin. 1864—1902/03 †, Gynaekologie. Zuletzt in Deielsdorf in Pommern. 19, 20, 46, 67, 70.
Verworn, M., Ordin. ab 1909/10, Physiologie. 29, 33, 57.
Vészi, J., ab 1914/15, 1918 †, Physiologie, des. Ordin. für Debreczen. 29.
Vogel, K., 1902—1909/10, Chirurgie. Jetzt in Dortmund.

Walb, H., ab 1875, Extraord. 1885, Ordin. hon. 1914, Oto-Rhino-Laryngologie. 17, 53, 73, 74.

v. Walther, Ph., Ordin. 1819—1830/31, Chirurgie. Zuletzt in München. 1849 †. 1, 2, 3, 4, 13, 14, 15, 21, 30, 33, 44, 52, 62, 64, 71, 73.

Wassermeyer, M., ab 1910/11, Psychiatrie. Jetzt in Alsbach, Grossherzogtum Hessen. 21.

Weber, M., 1819/20—1874/75, Extraord. 1825, Ordin. 1830, Anatomie und pathologische Anatomie. 2, 16, 30, 49, 62, 67, 72, 81, 83, 84, 86, 88.

Weber, C. O., 1853-1864/65, Extraord. 1857, Ordin. 1862, Chirurgie und pathologische Anatomie. Zuletzt in Heidelberg. 1867 †. 15, 34, 45, 58, 82.

Wendelstadt, H., 1897—1906, Pharmakologie, experimentelle Therapie. Jetzt in Godesberg.

Westphal, A., Ordin. ab 1904/05, Psychiatrie. 21, 54, 81.

Windischmann, C., der Vater, Ordin. 1818/19—1838/39 †, Pathologie; zugleich Ordinarius der Philosophie. 1, 3, 4, 5, 36, 68, 88.

Windischmann, C., der Sohn, 1834—1836, Anatomie. Zuletzt in Löwen. 1839 †. 24, 36, 83.

Witzel, O., 1893—1906/07, Extraord. 1890/91, Ordin. hon. 1904, Chirurgie. Jetzt in Düsseldorf. 15, 72, 87, 88.

Wolff, K., 1862/63—1864/65, Laryngologie. 74.

Wolffberg, S., 1876/77—1886/87, Hygiene. Zuletzt in Tilsit. 66, 86.

Wolters, M., 1892—1901/02, Dermatologie. Zuletzt in Rostock †. 18.

Wutzer, C., Ordin 1831/32—1863†, Chirurgie. 2, 14, 15, 16, 34, 42, 44, 52, 58, 71, 72, 73, 74.

Zieler, K., 1904/05—1906, Dermatologie. Jetzt in Breslau.

Zuntz, N., 1870/71—1880, Extraord. 1874/75, Anatomie und Physiologie. Zuletzt in Charlottenburg. 1920 †. 29, 85.

Zurhelle, E., ab 1907/08, Gynaekologie. Lebt in Aachen. 20.

Zur Nedden, M., 1902—1910, Ophthalmologie. Jetzt in Düsseldorf. 73.

Verzeichnis der übrigen Namen.

Sachverzeichnis.

A. Marcus & E. Webers Verlag (Dr. jur. Albert Ahn) **in Bonn**

Die Erhaltung der geistigen Gesundheit

Von Geh. Med.-Rat Dr. Th. Rumpf

Professor der sozialen Medizin an der Universität Bonn

Preis einschliesslich sämtlicher Teuerungszuschläge M. 4.35

Auszüge aus Besprechungen:

Die Feder: Auf Grund der anatomischen und physiologischen Kenntnisse von der Lokalisation einzelner einfacher Funktionen im Gehirn entwickelt der Verfasser seine Anschauung über die Entwicklung der geistigen Tätigkeit und des Gedächtnisses.

Hamburgischer Correspondent: ... Wenn nach diesen hier kurz umrissenen Lebensregeln vorgegangen wird, so werden wir uns ein nervenstarkes und nervengesundes Geschlecht erziehen, das mit Pflichttreue und Gehorsam wahre Lebensfreude und höchsten Lebensgenuss verbindet.

Deutsche Lehrerzeitung: ... Mag man nun über diese seelenkundige Grundlage denken wie man will, jedenfalls kann es nicht bestritten werden, dass die Schrift eine Fülle trefflicher und wertvoller pädagogischer Fingerzeige und Anregungen bietet, dass hier ein hervorragender Gelehrter das Wort nimmt, der nicht bloss gründliche Fachkenntnisse besitzt, sondern auch die wichtigsten Fragen der Jugend- und Volkserziehung gründlich durchdacht hat. Das Buch sei hiermit warm empfohlen.

Arzt und RVO.

Der Arzt und die deutsche Reichsversicherungsordnung

Von Dr. Th. Rumpf

Geh. Med.-Rat und Professor an der Universität Bonn

Preis geh. m. Teuerungszuschl. M. 5.75, geb. m. Teuerungszuschl. M. 7.30

Berliner klinische Wochenschrift 1913, Nr. 1: Der verdienstvolle Verfasser hat es verstanden, auf wenig mehr als 100 Seiten das Notwendigste zusammenzufassen, was der Arzt von der RVO. wissen muss. Unter der Knappheit der Sprache hat die Verständlichkeit nicht gelitten, im Gegenteil liest sich das Buch, das eine Fülle von Belehrungen bringt, leicht, fliessend und höchst anregend. Das Buch kann jedem Arzte, der sich über die Rechte und Pflichten, die die RVO. den Ärzten auferlegt, eine Kenntnis verschaffen will, auf das wärmste empfohlen werden.

Der Amtsarzt: Das Buch ist zur Einführung der Ärzte in dieses Gebiet bestimmt und erfüllt seine Aufgabe in vollkommenem Masse.

Wiener med. Wochenschrift: ... R. hat es verstanden, alles, was die Ärzte interessiert, in kurzer, klarer und zusammenhängender Weise zusammenzustellen und zu erläutern. Durch seine Vorzüge ist die Verbeitung dieses Werkchens gewährleistet.

Fortschritte der Heilkunde und Seuchenbekämpfung

von Prof. Dr Hans Leo

Geh. Med-Rat, Bonn.

Preis einschliesslich sämtlicher Teuerungszuschläge M. 2.30.

A. Marcus & E. Webers Verlag (Dr. jur. Albert Ahn) **in Bonn**

Schmidts Jahrbücher

der in- und ausländischen

gesamten Medizin

In Verbindung mit hervorragenden Fachgelehrten herausgegeben und redigiert von

Professor Dr. Carl Bachem

87. Jahrgang

Abonnementspreis halbjährlich (6 Hefte) M. 30.—

Die Jahrbücher berichten in Originalarbeiten, Sammelreferaten, kurzgefassten Referaten und in der vierteljährlich veröffentlichten Bibliographie der gesamten in- und ausländ. medizinischen Wissenschaft über neue Forschungen und Ergebnisse auf allen Gebieten der Medizin, über neue Apparate und Präparate usw. und sind deshalb besonders geeignet, sowohl den vielbeschäftigten Arzt wie auch den Spezialisten und den Forscher vollständig auf dem laufenden zu halten.

A. Marcus & E. Webers Verlag (Dr. jur. Albert Ahn) in Bonn

In Kürze erscheint die dritte, vermehrte Auflage von:

Die Behandlung der Haut- und Geschlechtskrankheiten

Von Prof. Dr. Erich Hoffmann

Direktor der Hautklinik in Bonn

Deutsche medizinische Wochenschrift: Diese kurze, aber inhaltsreiche Übersicht wird nicht nur bei Studierenden, für die sie ursprünglich bestimmt ist, sondern auch bei praktischen Ärzten und Fachärzten Interesse erregen . . . Jedenfalls ist der therapeutische Wegweiser als ein wertvoller Führer durch das Labyrinth der schwierigen Behandlungsmethoden unseres Faches zu betrachten.

Dermatologische Zeitschrift: Diese als kleines Taschenbuch gesondert erschienene Abhandlung über die Behandlung der Haut- und Geschlechtskrankheiten ist für den praktischen Arzt wie insbesondere auch für den Spezialarzt ein ausgezeichnetes, übersichtliches kurzes Nachschschlagebuch über alle therapeutischen Fragen aus dem Gebiete des Dermatologen. Für den weniger Geübten ist es doppelt wertvoll durch die beigefügten kurzen diagnostischen und differentialdiagnostischen Angaben . . . Bei dem Gebiet der Geschlechtskrankheiten sind für den weniger erfahrenen Praktiker auch wiederum die technischen Ausführungen besonders wertvoll, bei der Gonorrhöe über Einspritzungen, Spülungen u. a.; bei Lues über die Methoden der Hg.-Inunktionen und -Injektionen sowie über die Herstellung der Salvarsanlösungen u. a.

Ferner erscheint in Kürze:

Lehrbuch der Unfallbegutachtung der inneren und Nervenkrankheiten

für Studierende und Ärzte

Von Prof. Dr. R. Finkelnburg

Dozent für innere Medizin und Versicherungsmedizin in Bonn.

XXI u. 544 Seiten, gr. 8°

Dieses Lehrbuch bildet die Frucht einer 20 jährigen Gutachter-Tätigkeit und soll in erster Linie dem Studierenden und Praktiker als Wegweiser zur Einarbeitung in das Spezialgebiet der Unfallerkrankungen und der Unfallbegutachtung dienen. Aber auch dem bereits erfahrenen Begutachter wird es nicht unlieb sein, sich in strittigen und schwierigen Fällen über die Grundsätze und die Auffassung orientieren zu können, die seit Jahren von den Bonner Klinikern in Obergutachten niedergelegt und durch Entscheidungen der Oberversicherungsämter und des Reichsversicherungsamtes als massgebend anerkannt sind.

A. Marcus & E. Webers Verlag (Dr. jur. Albert Ahn) **in Bonn**

Lehrbuch der forensischen Psychiatrie

Von Professor Dr. A. H. Hübner

Oberarzt der Psychiatrischen und Nervenklinik in Bonn

Preis einschl. sämtl. Teuerungszuschläge geh. M. 49.90, geb. M. 53.75

Zeitschrift für Psychiatrie: . . . Das Hübnersche Buch bringt trotz seiner Stärke nur Notwendiges und Wissenswertes und dies in klarer und verständlicher Form. Die illustrierenden Beispiele aus der Praxis sind knapp, kurz und treffend, die Gesetzesparagraphen und ihre Erläuterungen recht vollständig.

Berliner klinische Wochenschrift 1914: . . . In der Tat dürfte es kaum eine einzige Rechtsfrage an den Psychiater geben, die das Hübnersche Buch nicht beantwortet . . . Ein erschöpfendes Namen- und Sachregister schliessen das Hübnersche Buch, dem Referent den wohlverdienten Erfolg herzlich wünscht. Das Buch ist ein treffliches Nachschlagebuch auch für den erfahrenen Sachverständigen, und kann zugleich für das schwierige Gebiet der forensischen Psychiatrie auf das beste vorbereiten.

Deutsche medizinische Wochenschrift 1914, Nr. 9: Den vielen beamteten Ärzten, wie manchem Praktiker, der häufig mit forensisch-psychiatrischen Fragen befasst wird, ist das Buch sicher als zur Zeit bestes Lehr- und Nachschlagewerk zu empfehlen.

Archiv für Psyschiatrie: . . . Das reiche Material, welches dem Verfasser zur Verfügung gestanden hat, ist geschickt verwendet worden. Die Darstellung erfreut durch Klarheit und Prägnanz. Das Lehrbuch in seiner Vollständigkeit bildet einen guten Ratgeber für alle in das Bereich der forensischen Psychiatrie fallenden Frageu.

Schmidts Jahrbücher der gesamten Medizin 1914, Heft 1: . . . Zu den bekannten Lehrbüchern der gerichlichen Psychiatrie gesellt sich das Hübnersche Buch als ein modernes und eigenartiges Werk hinzu. Es ist selbstverständlich, dass die Hübnersche forensische Psychiatrie dem gegenwärtigen Stande der Psychiatrie und gerichtlichen Medizin in materieller Hinsicht Rechnung trägt. Was das Werk aber eigenartig macht und es vor seinen den gleichen Titel tragenden Genossen auszeichnet, ist die Tatsache, dass die rechtlichen Verhältnisse und Beziehungen, auf welche sich das medizinische Gutachten erstrecken soll, in einer erschöpfenden und — wie ich das ausdrücklich hervorheben will — in keinem anderen Werk über den gleichen Gegenstand so mustergültigen Vollkommenheit abgehandelt sind . . .

Das Buch ist handlich. Ein ausführliches Register erleichtert die Orientierung. Seine Anschaffung kann dem Gerichtsarzt ebenso wie dem Psychiater warm empfohlen werden.

A. Marcus & E. Webers Verlag (Dr. jur. Albert Ahn) in Bonn

Der Muskelrheumatismus

(Myalgie)

auf Grund eigener Beobachtungen und Untersuchungen gemeinverständlich dargestellt

Von Professor Dr. Adolf Schmidt

Geh. Med.-Rat, Direktor der medizinischen Universitätsklinik in Bonn

Mit 14 Abbildungen im Text und auf 9 Tafeln

Preis einschliesslich sämtl. Teuerungszuschläge geh. M. 12.70, geb. M. 15.70

Aus dem Inhalt:

I. Allgemeine Schilderung der Krankheit: Der myalgische Schmerz. Ausbreitung und Sitz des myalgischen Schmerzes. Störungen der Muskeltätigkeit. Allgemeinerscheinungen. Verlauf und Ausgang. II. Schwierigkeiten der Erkennung und Abgrenzung. Beziehungen zu anderen Krankheiten. A. Erkennung (Diagnose). B. Beziehungen zu anderen Krankheiten. 1. Andere Muskelerkrankungen. 2. Gelenkerkrankungen. 3. Neuralgien. 4. Fettgeschwülste des Unterhautzellgewebes (multiple Lipome). 5. Beziehungen zu Erkrankungen innerer Organe und Allgemeinstörungen. — III. Wesen und Ursachen der Myalgie. 1. Anatomisches. 2. Die Myalgie ist eine Neuralgie der Muskelnerven. 3. Wo greift die Schädlichkeit (Noxe) die sensiblen Nerven an? 4. Die Ursachen der Myalgie und Neuralgie. — IV. Behandlung (Therapie). 1. Aetiologische Behandlungsmethoden. 2. Symptomatische Behandlungsmethoden. 3. Prophylaktische Behandlungsmethoden.

Ueber Brüche des knöchernen Trommelfellrandes

Ein Beitrag zur Unfall-Lehre

Von Prof. Dr. Heinrich Walb

Geheimer Medizinal-Rat,
Direktor der Universitäts-Poliklinik für Ohren-, Hals- und Nasenkranke in Bonn.

Mit 18 Figuren auf 4 Tafeln

Preis einschliesslich sämtl. Teuerungszuschläge geh. M. 5.75, geb. M. 7.70

Monatsschrift f. Ohrenheilkunde 1914, Heft 3: . . . Die vorliegende Monographie ist eine wertvolle Bereicherung der otiatrischen Literatur.

Zentralblatt f. Chirurgie 1914, Nr. 17: . . . Ein eingehendes Studium der vorliegenden Arbeit sei namentlich den in der Unfallheilkunde tätigen Kollegen empfohlen, doch bringt sie auch jedem Arzt, besonders dem Ohrenarzt, zahlreiche interessante Einzelheiten.

Berliner klin. Wochenschrift 1914, Nr. 31: Die Arbeit liefert einen bedeutsamen Beitrag zur Unfallheilkunde . . . Wer die Schwierigkeiten gutachtlicher Entscheidungen, besonders bei lange zurückliegenden Verletzungen kennt, wird die in der Abhandlung niedergelegten kritischen Beobachtungen als wertvolle Hilfe bei der Beurteilung solcher Schädelverletzungen begrüssen.

Deutsche Ersatzpräparate

für pharmazeutische Spezialitäten des feindl. Auslandes

Von Prof. Dr. med. C. Bachem in Bonn

Preis einschliesslich sämtl. Teuerungszuschläge M. 0.95